VICTOIRE SUR L'ARTHROSE

Ce livre peut changer vos articulations... et votre vie

C'est naturel, c'est ma santé

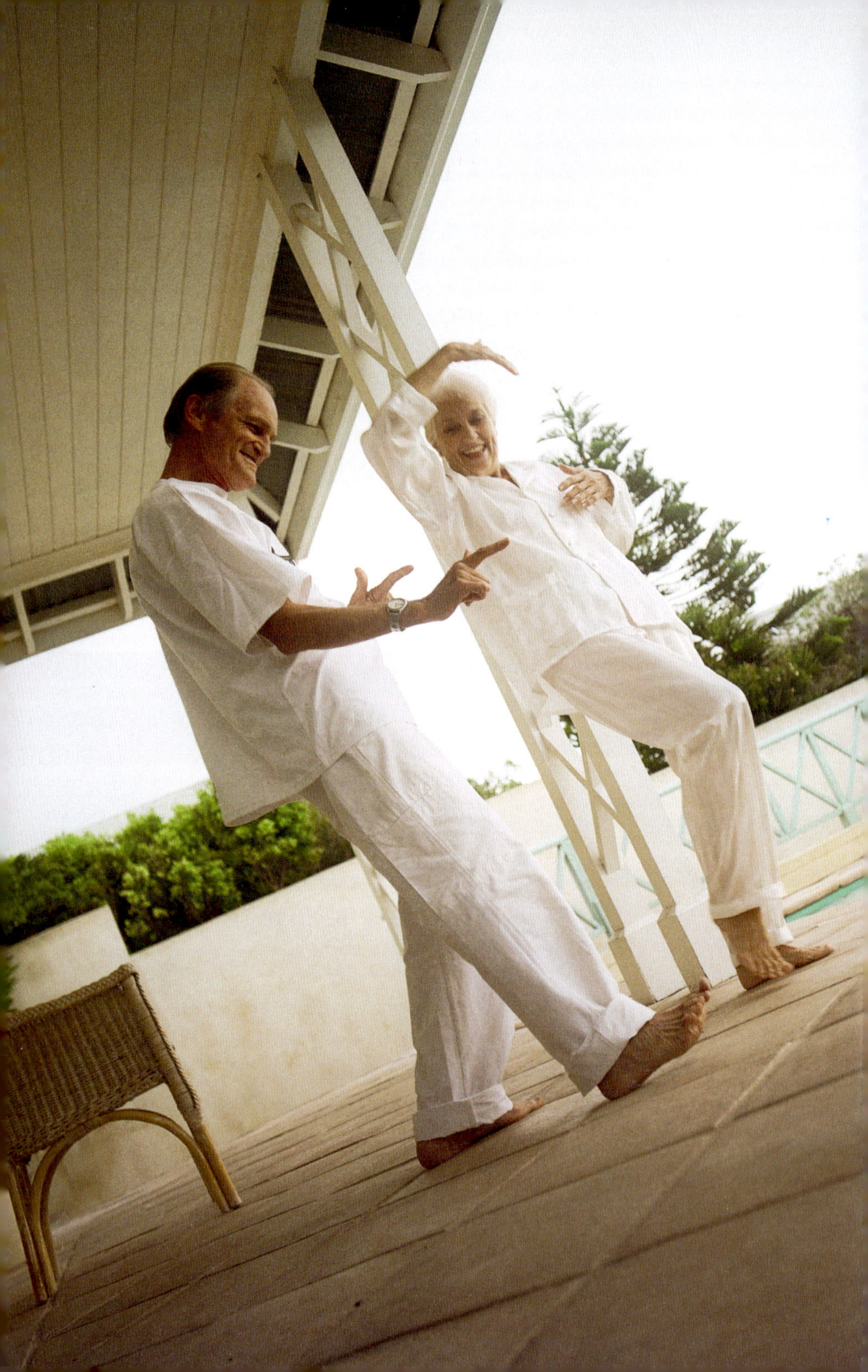

VICTOIRE SUR L'ARTHROSE

Ce livre peut changer vos articulations… et votre vie

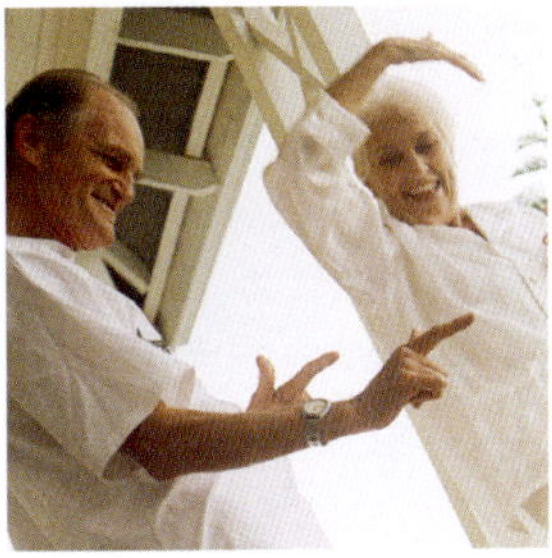

Dr Charlotte Tourmente

Editions Alpen

Alpen Éditions
9, avenue Albert II
98000 Monaco

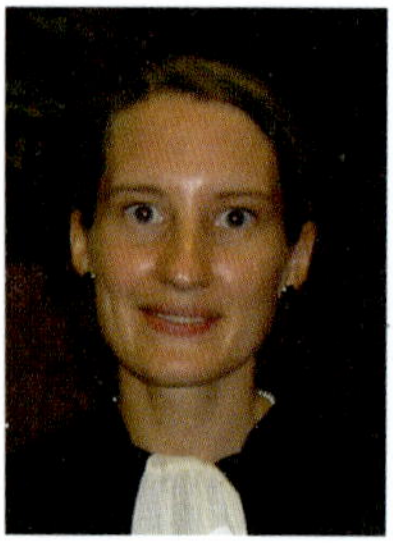

Charlotte Tourmente est interne de médecine générale à la faculté de médecine de Nancy. Également journaliste médicale, elle souhaite désormais se consacrer à la rédaction d'ouvrages médicaux destinés au grand public.

Pour la présente Édition

9, rue Albert II
MC - 98000 MONACO
Tél. : *00377 97 77 62 10*
Fax : *00377 97 77 62 11*

Direction : *Christophe Didierlaurent*
Suivi éditorial : *Fabienne Desmarets*
Mise en page et infographie : *Alexandre Milhem*

Crédits photos :
Eye Wire, Photo Alto, Photo Disc, Image Source, Digital Vision, Brand X Pictures
Illustrations : © Sébastien Telleschi

Dépôt légal : *2010*
ISBN13 : 978-2-916784-68-7

Imprimé en France
Imprimerie Baud,
Dépôt légal n°595 : 2010
Saint-Laurent-du-Var

imprimé sur du papier issu de forêts gérées durablement

Introduction

L'arthrose... Votre grand-mère s'en plaint souvent, votre voisin en a, ou peut-être même vous.
Et si elle ne s'est pas encore déclarée, ne sentez-vous pas vos articulations se fragiliser au fur et à mesure que les années passent ?
L'arthrose est la plus fréquente des maladies articulaires. Elle touche 17 % de la population. Si les personnes âgées sont les principales concernées, elles ne sont pas les seules à souffrir de cette maladie.
Mais le terme d'arthrose est souvent utilisé « à tort et à travers »: on mélange rhumatismes, polyarthrites ou encore goutte très facilement.
Rien de plus normal ! D'origines diverses, toutes ces affections ont en commun les articulations.
Alors qu'est-ce que l'arthrose ? Comment se manifeste-t-elle ? Quelles sont les maladies avec lesquelles elle ne doit pas être confondue ?
Une fois le diagnostic clairement établi, comment traiter ? Quels médicaments prendre, faut-il envisager la chirurgie et pourquoi ne pas se tourner vers les plantes ? Certaines sont d'une redoutable efficacité pour soulager les douleurs articulaires.
Autant de questions qui seront abordées dans cet ouvrage qui vous permettra également de découvrir que l'alimentation a aussi un rôle à jouer.

AVERTISSEMENT

Les informations contenues dans ce livre ne peuvent pas remplacer un avis autorisé. Avant toute automédication, consultez un médecin ou un pharmacien qualifié.

Même bien traitée, l'arthrose peut être responsable de difficultés dans le quotidien. La pratique d'un sport peut être vraiment bénéfique. Alors bougez oui, mais pas n'importe comment ! Savez-vous que certains mouvements de la vie courante peuvent directement aggraver la maladie ? Il faut savoir les éviter et renouer avec les bons gestes. Vous trouverez en fin d'ouvrage la description des bonnes positions à adopter dans la vie de tous les jours pour protéger vos articulations et surtout pour bien vivre avec votre arthrose.
S'il n'est pas forcément exhaustif, cet ouvrage a pour objectif essentiel de répondre aux questions que vous vous posez. Il souhaite aussi améliorer votre quotidien ou celui des personnes qui sont gênées ou qui souffrent autour de vous.
Si tel est le cas lorsque vous refermerez ce livre, alors notre but aura été atteint.

TABLE DES MATIÈRES

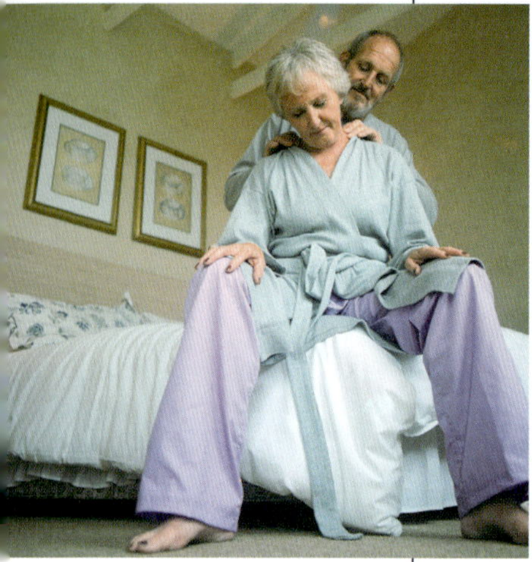

QUAND LES ARTICULATIONS
DONNENT DES SIGNES DE FATIGUE

La douleur est le premier symptôme de l'arthrose… quand elle survient, le processus a déjà commencé. Chez certaines personnes, l'arthrose peut aussi rester totalement silencieuse !

La douleur est variable, parfois sourde et modérée et d'autres fois très violente. En règle générale, au début, elle se manifeste après un effort, une marche un peu longue mais reste tout à fait supportable. Elle disparaît avec le repos. Puis, au fur et à mesure que l'arthrose se développe, les douleurs deviennent plus fortes et surviennent à chaque mouvement, même minime. Au fil des ans, l'articulation devient alors douloureuse, même au repos et pendant la nuit.

« Je me sens si raide. »

Le matin au réveil, on a la sensation que notre corps ne pourra pas bouger ! Au début, la raideur ne dure pas très longtemps : on en vient à bout rapidement. C'est comme si on était tout « rouillé » ou très engourdi : par exemple, on a du mal à plier son genou pour se lever et il faut souvent attendre pour récupérer une partie de sa souplesse. C'est ce que l'on appelle le « dérouillage matinal ». En fonction des gens et de la progression de la maladie, il peut durer de quelques minutes à quelques heures. Cette sensation de ne pas pouvoir utiliser ses membres normalement se manifeste aussi pendant la journée. Les articulations ont tendance à se bloquer

Sommeil et douleur

Un grand nombre de personnes souffrant d'arthrose se plaignent de douleurs nocturnes (jusqu'à 60 % selon les études). La douleur perturbe le sommeil, mais il semble bien qu'en retour le manque de sommeil exacerbe la sensation de douleur. Il est important d'en parler à votre médecin, de décrire précisément vos symptômes afin qu'il prenne en charge cet aspect de la maladie.

quand on reste trop longtemps immobile le temps d'une séance de cinéma ou pendant un trajet en voiture. On parle aussi de douleur « mécanique »: l'articulation, grippée, ne fonctionne plus normalement.

« Je craque comme un plancher ! »

On parle souvent de craquement des articulations, les médecins évoquent la « crépitation », qui apparaît lorsque l'arthrose a déjà évolué de manière conséquente. Le fameux « crac » s'entend plutôt lors d'un mouvement du genou, rarement de la hanche. Il touche les doigts fréquemment. L'intensité du bruit est parfois surprenante mais ce grand bruit ne fait généralement pas mal ! Le patient ressent une sensation un peu étrange, « sourde ». Le bruit provient simplement de l'os qui coulisse contre l'autre os participant à l'articulation quand le cartilage n'est plus là pour amortir le mouvement.

À chaque âge son arthrose

L'arthrose qui fait souffrir tant de personnes après 45 ans est une évolution lente et presque « normale »: elle est tout simplement due au vieillissement du squelette. Elle touche essentiellement les hanches et les genoux, les deux articulations qui portent le corps. Les doigts, les vertèbres lombaires (en bas du dos) et cervicales (dans le cou) peuvent aussi être touchées.

Lorsque l'arthrose survient avant 40 ans, elle est le plus souvent la conséquence d'un problème qui est survenu sur l'articulation: elle peut être due à une infection articulaire, des ligaments trop lâches, un traumatisme ou une blessure, un déséquilibre métabolique (goutte par exemple) ou encore faire suite à une opération chirurgicale de l'articulation.

Par où commence l'arthrose ?

L'arthrose agit d'abord sur les articulations qui soutiennent le corps. Elle va donc toucher le genou, d'un seul côté. L'autre genou va être atteint plus tard, ou de manière moins importante. Les hanches sont le deuxième site le plus frappé par l'arthrose. Après, ce sont souvent les vertèbres du bas ou du haut du dos ou les doigts de la main, qui en souffrent.

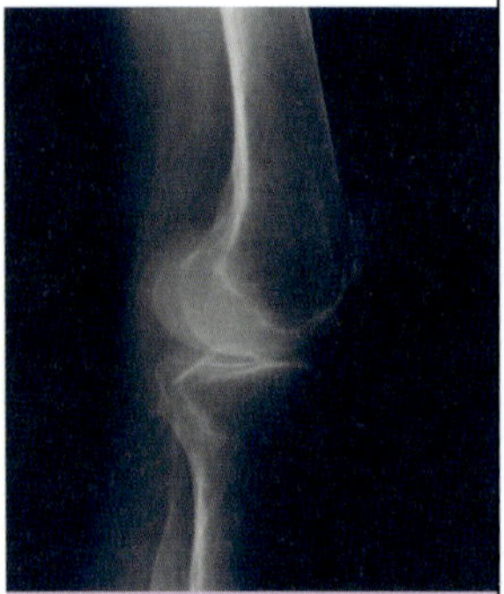

Le cartilage

C'est une substance blanc bleuté, lisse, semblable à du caoutchouc. Élastique, très souple et résistant à la fois, il est composé de cellules appelées chondrocytes, qui lui permettent de se renouveler, de fibres de collagène et de grosses molécules spongieuses. Il existe quatre types de cartilage :

– le cartilage de conjugaison qui permet la croissance osseuse chez les enfants;
– le cartilage très mou des oreilles;
– un cartilage très fibreux dans les ménisques du genou ou les disques intervertébraux;
– le cartilage hyalin qui recouvre les extrémités des os, au niveau des articulations. C'est celui-ci qui est abîmé par l'arthrose.

L'ARTHROSE, QU'EST-CE QUE C'EST ?

Quand les articulations s'usent tout simplement

L'arthrose est un rhumatisme chronique qui touche 17 % de la population française. Elle est étroitement liée à l'âge : après 65 ans, plus d'une personne sur deux en souffre.

L'arthrose est due à la destruction progressive du cartilage des articulations. Lorsque le cartilage perd la souplesse et l'élasticité qui lui permettent d'assurer le bon fonctionnement des articulations, le mécanisme se grippe. L'épaisseur de cartilage qui recouvre les extrémités des os au niveau des articulations diminue et ne permet plus d'amortir le frottement des os entre eux. Pour illustrer le cas de l'arthrose, on peut prendre l'exemple d'un genou atteint *(voir schéma)*. Mais il en va de même pour toutes les articulations très mobiles, comme celles de la hanche ou des doigts. Dans tous les cas, lorsque le cartilage est érodé par l'arthrose, il ne parvient plus à protéger les articulations.

L'érosion progressive du cartilage

L'érosion du cartilage commence bien avant que les premières douleurs n'apparaissent. En plus de s'éroder, le cartilage s'use, se fissure, devient plus mou et craque ; l'articulation atteinte est alors de plus en plus douloureuse. L'os est progressivement abîmé par les frottements qu'il subit directement.

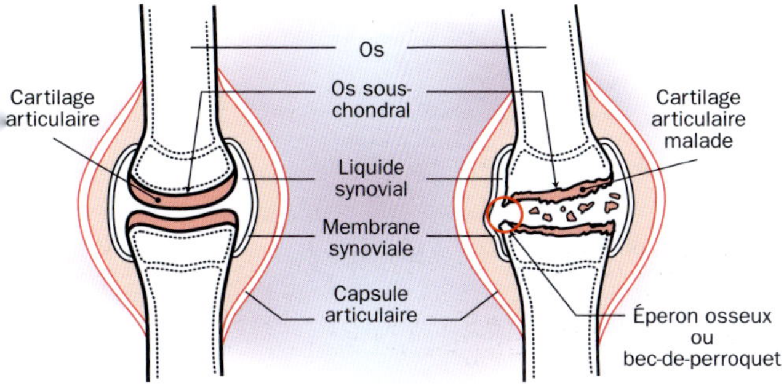

Schéma d'une articulation saine et d'une articulation malade.

Dans ce schéma, le cartilage est présent sur l'os de part et d'autre de l'articulation. Au centre, une capsule relie les deux os. Elle est tapissée d'une membrane chargée de sécréter le liquide synovial, lubrifiant de l'articulation. Le cartilage a pour rôle d'absorber le liquide synovial quand le genou est au repos et de redonner ce liquide lorsque l'on marche, afin de jouer son rôle de protection. La pression du corps sur le genou et le mouvement compriment le cartilage qui est « pressé » comme une éponge et envoie ainsi le liquide synovial dans l'articulation. Ce va-et-vient de liquide pendant les mouvements permet le bon déroulement de la marche ou de tout effort du genou. Lorsque le cartilage est érodé par l'arthrose, il ne parvient plus à distribuer correctement le liquide synovial et à protéger les articulations.

Le corps dispose de moyens de défense : les cellules constructrices, les chondrocytes, vont essayer de produire du cartilage afin de compenser ce qui a été perdu. Mais hélas le plus souvent c'est insuffisant et le cartilage continue à s'éroder. Les tentatives de réparation se traduisent alors par des petites excroissances osseuses qui déforment l'articulation : ce sont les fameux « becs de perroquet » ou ostéophytes, encore appelés éperons osseux. C'est à ce stade que l'inflammation survient généralement. Dans les cas les plus graves, le cartilage disparaît totalement.

L'arthrose, une maladie inflammatoire

L'inflammation est un mécanisme de réaction des tissus lorsqu'ils perçoivent une menace. On a longtemps cru que l'arthrose n'était pas une maladie inflammatoire. Mais en 2003, lors du 3e Congrès mondial du Réseau Global de Recherche sur l'Arthrose (GARN) le Pr Steven Abramson de l'université de New York a montré que dans l'arthrose, l'articulation est endommagée car elle est soumise aux effets pro-inflammatoires de substances qu'on appelle cytokines. D'où viennent-elles ? Elles sont générées par les cellules du cartilage elles-mêmes ou celles du liquide synovial qui entoure l'articulation. Une fois synthétisées, elles encouragent les cellules du cartilage à continuer de les fabriquer. C'est ainsi que l'inflammation devient chronique.

Les articulations, cibles de l'arthrose

L'arthrose n'atteint la cheville, le coude, le poignet que lorsque ces articulations ont subi un choc. Elle touche principalement les genoux, les hanches et les vertèbres. Pour une simple raison de poids : ce sont les points d'appui sur lesquels le corps repose.

Les genoux

C'est l'articulation préférée de l'arthrose ! Il n'y a souvent aucun symptôme : l'arthrose est alors diagnostiquée par hasard ou lorsque l'articulation se bloque.

Mais dans la majorité des cas, la douleur, variable, capricieuse, minime au début, devient de plus en plus gênante. Elle est le plus souvent localisée sur le devant du genou et descend vers le bas à cause de l'altération progressive de l'articulation entre les os de la jambe (tibia et fibula) et la rotule. Monter ou descendre des escaliers, marcher sur un terrain accidenté, s'accroupir, rester longtemps assis, tout devient une épreuve. Au contraire, la marche à plat est indolore. Attention, une douleur au genou peut avoir pour origine… la hanche. Celle-ci doit toujours être examinée lors d'une plainte *(lire ci-dessous)*.

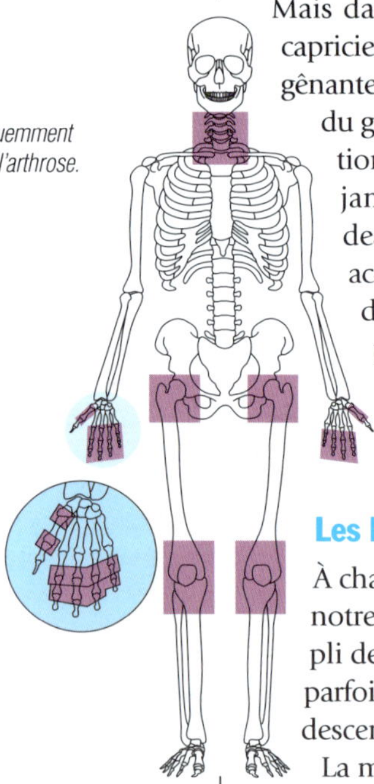

Articulations les plus fréquemment atteintes par l'arthrose.

Les hanches

À chaque pas, les hanches supportent la totalité de notre poids. La douleur est généralement située au pli de l'aine, la région qui relie la cuisse et le tronc, parfois sur le côté extérieur ou dans la fesse. Elle peut descendre le long de la cuisse, atteignant le genou.

La marche, les mouvements de rotation font mal ;

il devient difficile de mettre ses chaussettes, d'enfiler son collant ou de se pencher pour se laver les pieds. Chez une personne sur dix, l'arthrose de la hanche n'évolue pas: la douleur reste mais l'articulation continue à fonctionner. Quand la détérioration du cartilage est extrême, il faut recourir à une prothèse (c'est le cas après une dizaine d'années en moyenne). Très souvent, l'arthrose atteint aussi la deuxième hanche.

Les vertèbres

Toutes les vertèbres peuvent être touchées, mais les cervicales et les lombaires sont les plus atteintes. C'est le disque qui relie chaque vertèbre afin de faciliter les mouvements et d'absorber les chocs, qui souffre. En effet, on porte trop souvent des objets lourds sans faire attention à son dos. À la longue, cette articulation aussi s'use et provoque des douleurs. De plus, les vertèbres se remanient pour s'adapter et les nerfs sortant de la colonne vertébrale sont souvent comprimés et donc source de nouvelles douleurs. Et voici que l'on parle du mal de dos comme du mal du siècle. Une expression sans doute exagérée mais qui traduit une réalité! Il faut bien avouer que le dos, constamment sollicité, est mis à rude épreuve. Et nous ne prenons absolument pas soin de lui. Qui se tient toujours droit? Qui fait attention à bouger lentement, à ne pas rester trop longtemps dans une mauvaise position? Ou encore à dormir sur le côté, un genou plié? La pratique d'une activité physique régulière permet de développer les muscles du dos, ainsi que les abdominaux: ils aident à se tenir droit et à minimiser le rôle du dos. Tout cela sera bien détaillé et expliqué un peu plus loin.

Les principaux facteurs de risques

- **L'âge**
- **Le sexe (les femmes sont plus touchées)**
- **L'hérédité**
- **Les chocs et traumatismes articulaires**
- **Le surpoids et l'obésité**
- **Les mauvaises positions et les charges lourdes**
- **Les maladies inflammatoires**

Plein le dos… de la main!

10 % des personnes de plus de 50 ans (surtout les femmes) ont de l'arthrose aux doigts. Elle est souvent héréditaire. Les doigts sont enflés, parfois douloureux. C'est la phalange distale (la plus proche de l'ongle) qui se déforme le plus, puis la phalange proximale (plus proche de la main). Il devient de plus en plus difficile d'écrire, d'utiliser ses doigts longtemps ou pour des mouvements précis. Plus l'on vieillit, plus le nombre d'articulations malades grandit. L'arthrose est très fréquente au niveau du dos des mains. La douleur s'atténue au prix d'une diminution de la mobilité.

Tout le monde a de l'arthrose !

En France, 6 millions de personnes sont diagnostiquées chaque année avec de l'arthrose. Une maladie vieille comme le monde qui touche plus les femmes que les hommes.

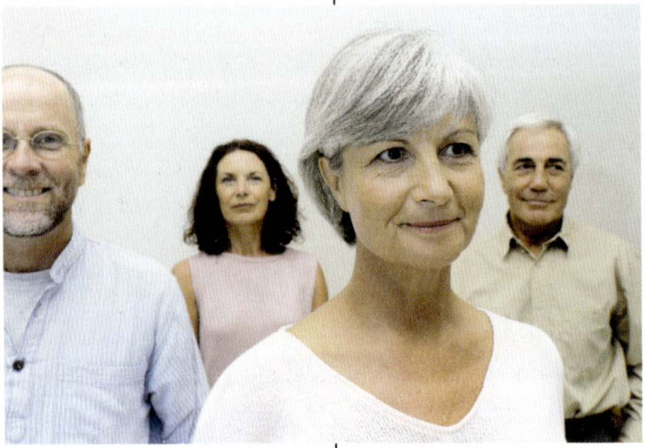

Une maladie répandue

L'arthrose est une maladie dont l'homme a toujours souffert : les squelettes retrouvés de notre ancêtre l'*homo sapiens sapiens* en témoignent. Chez les personnes âgées, l'arthrose est donc un phénomène normal, lié au vieillissement de l'organisme. Environ 90 % des personnes âgées de plus de 65 ans en souffrent.

Mais l'arthrose peut aussi se déclarer chez des personnes plus jeunes, pour des raisons différentes : 9 % des personnes âgées de 21 ans sont déjà atteintes par la maladie. Il s'agit dans ces cas-là d'une arthrose liée à des traumatismes ou aux suites d'une opération de l'articulation. L'arthrose toucherait 17 % de la population française, tous âges confondus. D'après les chiffres obtenus par l'Institut national de la santé et de la recherche médicale auprès des 145 000 salariés d'EDF (cohorte GAZEL) pendant plusieurs années, 14 % des personnes âgées de 30 à 50 ans ont de l'arthrose.

Les données d'une étude américaine ont permis de préciser la fréquence des manifestations car l'arthrose peut abîmer les articulations sans douleur ni inflamma-

tion. Seules 3 % des personnes âgées de 45 à 54 ans ressentent des douleurs d'arthrose. En revanche, entre 65 et 74 ans, ils sont 15 % à s'en plaindre.
L'arthrose est une maladie chronique qui évolue au fil des ans et dont les signes sont très variables d'un malade à l'autre.

Les femmes plus touchées que les hommes

Après l'âge de 55 ans, on constate que les femmes sont plus souvent touchées que les hommes. Elles représentent 2 malades sur 3. Cette vulnérabilité serait peut-être liée à l'ostéoporose, processus de fragilisation des os dû aux bouleversements hormonaux de la ménopause. Les os des articulations seraient eux aussi plus fragiles, ne favorisant pas le bon fonctionnement des articulations. D'autre part, une étude américaine a montré que les femmes sont plus sérieusement touchées que les hommes. Au même âge ou après le même nombre d'années avec la maladie, leurs articulations sont plus abîmées que celles des hommes. Le nombre d'articulations touchées est aussi plus important. Les causes ne sont pas encore bien établies : hormonales ? Génétiques liées au sexe féminin ?

Les premiers signes de l'arthrose

Quel que soit le sexe, c'est entre 50 et 60 ans que les premiers signes de l'arthrose se manifestent. Dans les premiers mois ou les premières années, la douleur survient lors d'un effort physique ou lorsque l'on force un peu trop. Ensuite, elle a tendance à se déclarer dès que la fatigue se fait sentir. Chez certaines personnes, elle se manifeste plutôt en fin de journée : les articulations sont douloureuses le soir au moment de s'endormir mais pas le matin ou en pleine nuit.

Quand la maladie évolue

L'arthrose s'installe progressivement. Elle évolue parfois par poussées, au cours desquelles le cartilage plus mou, plus fragile est détruit. L'articulation est particulièrement raide, gonflée, rouge, et dans ces moments-là, la douleur devient plus persistante. Après plusieurs années, les douleurs se manifestent de manière différente. Elles surviennent plus fréquemment, à n'importe quel moment de la journée et persistent plus longtemps. Elles commencent à déranger aussi la nuit. Les muscles adjacents peuvent devenir sensibles voire douloureux.

Les facteurs de risque de l'arthrose

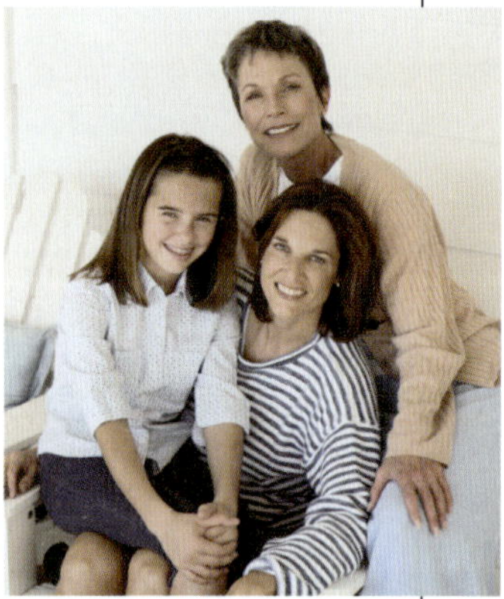

Les femmes, plus vulnérables après 50 ans

Les femmes sont protégées par leurs hormones sexuelles, les estrogènes... jusqu'à la ménopause seulement, période où elles chutent brutalement. C'est pour cela qu'on observe une recrudescence de la maladie chez les femmes à partir de 50 ans. Pour prévenir l'arthrose, comme l'ostéoporose, les femmes doivent avoir une activité physique régulière et privilégier toute leur vie une alimentation riche en calcium et équilibrée.

Tout le monde a de l'arthrose puisque la dégénérescence du cartilage est principalement liée à l'âge. Toutefois, certains facteurs augmentent le risque d'avoir cette maladie.

On distingue 3 grands groupes de facteurs de risque :

- les facteurs génétiques : ils sont déterminés dès notre naissance. Ils proviennent des gènes de nos parents mais également d'accidents ou d'une infection au cours de la grossesse. Ce sont des anomalies congénitales ;
- les facteurs acquis, qui correspondent à des événements arrivés au cours de notre vie, comme le vieillissement ou le poids ;
- les facteurs environnementaux : ils sont liés au travail, à l'activité sportive, etc.

Des gènes qui jouent des tours

Les chercheurs ont montré que la survenue de l'arthrose était liée au sexe. Au-delà de 50 ans, elle est beaucoup plus fréquente chez la femme que chez l'homme, au niveau du genou surtout ! Une faiblesse musculaire, du muscle de la cuisse notamment, va être elle aussi responsable d'une arthrose du genou. Les maladies congénitales augmentent aussi le risque d'arthrose, c'est fréquent au niveau de la hanche... autant d'éléments qui sont liés à l'hérédité génétique. À la fois facteur génétique et acquis, on retrouve le statut hormonal des femmes : le sexe et les hormones conjugués, ça fait des dégâts !

Une vie qui use les articulations

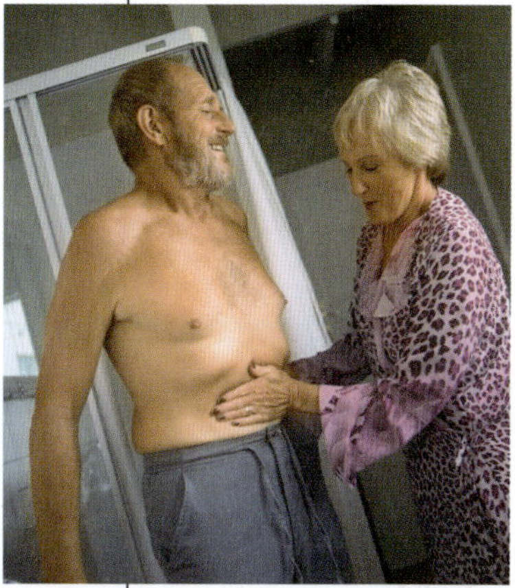

Le vieillissement, l'obésité, le statut hormonal sont des aléas de la vie. On ne peut pas agir sur l'âge, alors faisons attention à notre poids. Si l'obésité était évitée, cela diminuerait de 25 à 50 % l'arthrose du genou, selon certains chercheurs ! L'âge intervient aussi dans le développement de l'arthrose : 52 % des adultes de plus de 75 ans ont au moins une articulation atteinte ! Plus on vieillit, plus le cartilage de nos articulations se détériore, laissant ainsi la maladie s'installer. Les infections de l'articulations vont elles aussi détruire l'articulation si elles ne sont pas traitées à temps *(lire page 24)*.
Toutes les affections touchant les articulations et les os peuvent favoriser une arthrose. C'est le cas de maladies métaboliques, comme la goutte. Les interventions chirurgicales avec leur risque d'infection peuvent également engendrer de l'arthrose. Les opérations du ménisque, en particulier, favorisent l'arthrose du genou.

Notre environnement lui aussi recèle des pièges : les occupations physiques et professionnelles lorsqu'elles comportent des gestes répétitifs, usent les articulations progressivement. Cela concerne les ouvriers, les maçons, les métiers de la manutention, etc. Les traumatismes et les blessures articulaires qui en découlent sont aussi une cause fréquente d'arthrose.
Enfin, même les activités de loisir peuvent comporter des risques pour nos articulations : le jardinage, les sports un peu violents. En revanche, notre alimentation peut nous aider à lutter contre l'arthrose si l'on privilégie les apports en vitamine C et D. C'est ce que prouvent de récentes études.

Stress et mal de dos

Même la vie psychologique et ses aléas interviennent ! La timidité, la nervosité, le surmenage ou encore le stress peuvent se traduire par un mal de dos. Un deuil, un état dépressif ou encore un conflit peuvent également fragiliser physiquement.

Comment savoir qu'on a de l'arthrose ?

Articulations douloureuses, raides le matin, qui craquent... autant de signes révélateurs. Toutefois, un avis médical est nécessaire pour établir un bon diagnostic.

Une maladie qui joue à cache-cache

L'arthrose peut rester longtemps cachée : les douleurs n'apparaissent qu'après que le processus de destruction du cartilage ait commencé. En fonction des douleurs présentes, on distingue donc 4 stades dans la maladie :

Stade 1 : l'arthrose existe mais la personne ne ressent rien, les médecins parlent d'arthrose à bas bruit (ou arthrose asymptomatique).

Stade 2 : il n'y a que la douleur qui est présente, les autres signes comme la raideur ou le craquement ne sont pas encore là (arthrose douloureuse non activée).

Stade 3 : tous les symptômes de la maladie sont présents (douleur, raideur, craquement). On dit que l'arthrose est activée.

Stade 4 : la maladie devient difficile à traiter, les manifestations se multiplient (arthrose décompensée).

Que dois-je dire à mon médecin ?

Si vous souffrez des articulations, votre généraliste va tout d'abord vous demander de décrire vos douleurs : où avez-vous mal ? La douleur « bouge »-t-elle ? Est-elle très forte ? Est-ce que ça tire ? Est-ce plutôt comme une pulsation ? La marche ou la montée d'escaliers est-elle difficile ? La douleur vous gêne-t-elle au quotidien au point de perturber vos activités ? L'articulation est-elle enflée, rouge, signe d'une inflammation ?
Pensez ainsi à dire à votre médecin si vous avez récemment eu de la fièvre, si vous perdez l'appétit, si vous avez maigri. Si c'est le cas, ces précisions lui feront plutôt penser à l'arthrite, une inflammation des articulations.
Il est également important de dire si votre activité professionnelle nécessite de porter de lourdes charges ou bien si d'autres membres de la famille souffrent d'arthrose ou ont été opérés des articulations.

Au terme de cet entretien, le médecin va examiner vos articulations pour se rendre compte de l'importance de la gêne qu'occasionne l'arthrose sur votre mobilité. Si vous souffrez du genou, le médecin va examiner votre articulation dans 3 positions:

- debout afin de rechercher d'éventuelles déformations de l'articulation;
- en marchant pour évaluer les difficultés à avancer et la nécessité d'utiliser une canne;
- en position couchée : certains mouvements sont souvent douloureux. Les torsions, lorsque l'on se retourne, par exemple, font travailler l'articulation en force. Le médecin va reproduire ce mouvement pour la « tester ».

Quels autres examens sont nécessaires?

Les radiographies de la (ou des) articulation (-s) douloureuse (-s) permettent de confirmer le diagnostic du médecin. Elles peuvent révéler plusieurs signes classiques. Une radio reflète avec retard la maladie et les modifications au niveau des os. Il n'y a pas de parallèle entre l'intensité des douleurs et l'importance des signes radiologiques: certaines lésions visibles sur une radio peuvent n'entraîner aucune gêne.

Devant un doute, une prise de sang est parfois nécessaire. On mesure alors la « vitesse de sédimentation » et le taux de « protéine C réactive » qui permettent d'évaluer le degré d'inflammation. Cette dernière est libérée par le corps en réaction à une blessure, une infection ou une inflammation. Son taux sanguin augmente systématiquement en cas d'inflammation. Dans ce cas, le médecin exclut le diagnostic simple d'arthrose.

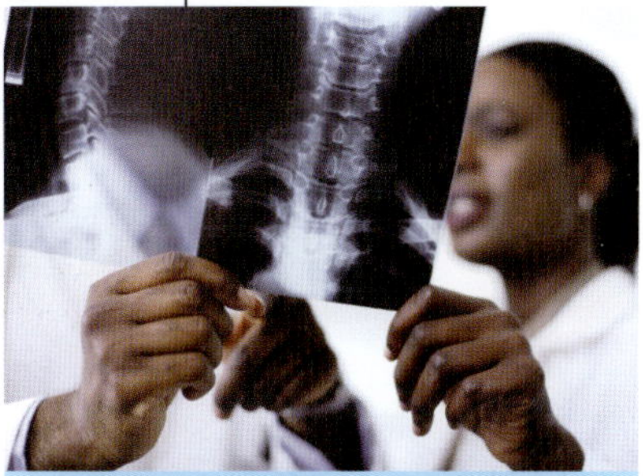

Comprendre une radio en trois mots

Sur une radio, trois grands signes révèlent l'arthrose.

– L'ostéophytose: les os produisent du tissu osseux pour lutter contre la destruction articulaire. L'ostéophytose est connue plus généralement sous le nom de « becs de perroquet ».

– Une diminution de l'espace existant entre les deux surfaces osseuses, appelé « interligne » apparaît. C'est le fameux « pincement de l'interligne ».

– Les « géodes » sont des zones de destruction du cartilage qui peuvent ensuite s'étendre à l'articulation lorsque l'évolution est importante. Cela traduit aussi la souffrance de l'articulation.

LES AUTRES RHUMATISMES

Des maladies trompeuses

Toute douleur articulaire n'est pas forcément liée à de l'arthrose classique. Avant l'âge de 45 ans, il faut être prudent et faire un bilan complet.

De nombreuses douleurs sont dites « projetées »: on a l'impression que le problème se trouve là où l'on a mal, alors que l'origine de la douleur est ailleurs. C'est, par exemple, une douleur de la fesse que l'on croit liée à la destruction progressive de l'articulation de la hanche, mais qui, en réalité est due à la compression d'un nerf. C'est le cas de la « sciatique » qui se traduit par une gêne dans la fesse ou le long de la cuisse. Logiquement, le nerf qui est comprimé devrait être douloureux sur tout son trajet. Parfois la douleur « s'arrête » en chemin et reprend plus tard.

La douleur inflammatoire

Certaines formes d'arthrose peuvent revêtir un aspect plus inflammatoire que mécanique. Lors d'une poussée de la maladie, il y a une augmentation des signes. Il faut, dans ces cas-là, réellement s'assurer de la nature purement mécanique de l'atteinte afin d'écarter l'arthrite, une inflammation de l'articulation. Des radiographies et une prise de sang permettent d'orienter le diagnostic du médecin et de trouver le traitement adéquat.

Les enfants sont parfois touchés aussi

Les enfants ne sont pas épargnés par les inflammations articulaires. 1 enfant sur 1000 souffre d'arthrite chronique juvénile. Cette maladie qui touche une ou plusieurs articulations, se déclare avant 16 ans, sans que l'on en connaisse la cause. Elle peut disparaître entièrement ou se manifester par poussées. Heureusement, ce n'est pas une maladie héréditaire.

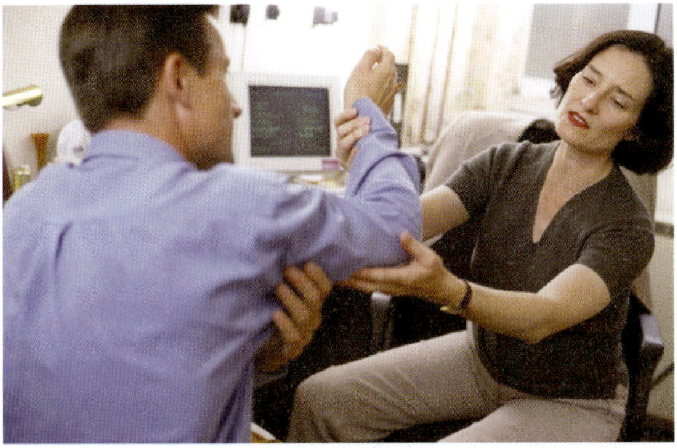

Dans certains cas, la douleur de l'articulation reste isolée, sans autre signe. Les radios n'apportent pas d'information, la biologie non plus. Le malade et le médecin peuvent rester tous les deux sceptiques ! C'est l'évolution au cours du temps qui confirmera le diagnostic d'arthrose. Il faut alors traiter la douleur avant tout.

Les autres signes de l'inflammation

La douleur reste rarement isolée. La fièvre et la fatigue sont souvent associées. Elle peut aussi s'accompagner d'un épanchement. Ce gonflement de l'articulation est lié à une altération du tissu synovial qui ne joue plus correctement son rôle d'éponge vis-à-vis du liquide synovial. L'articulation gonflée est alors de plus en plus difficile à plier ou étendre. Une ponction est nécessaire afin de prélever le liquide.

Arthrose ou arthrite ?

Deux atteintes de l'articulation s'opposent : l'arthrose qui a une cause mécanique (traumatisme, vieillissement des os, etc.) et l'arthrite qui est une inflammation de l'articulation. La douleur n'a pas lieu au même moment (le soir pour l'arthrose, la nuit pour l'arthrite). Une prise de sang permet de diagnostiquer l'inflammation. Une radiographie permet de faire la différence. Et enfin, une ponction dans l'articulation, si elle est gonflée par du liquide, ne donne pas les mêmes résultats.

Qu'est-ce qu'une « ponction » ?

La ponction dans une articulation fait partie du bilan réalisé quand une articulation est gonflée, signe d'un mauvais fonctionnement de l'articulation. C'est le cas dans certaines maladies où le liquide présent dans la cavité articulaire n'est plus réabsorbé. On introduit une aiguille fine à l'endroit enflé pour prélever un peu de liquide. C'est l'analyse du liquide synovial qui apporte les renseignements nécessaires et permet d'adapter le traitement. La ponction permet également de dégonfler l'articulation, donc de soulager la douleur.

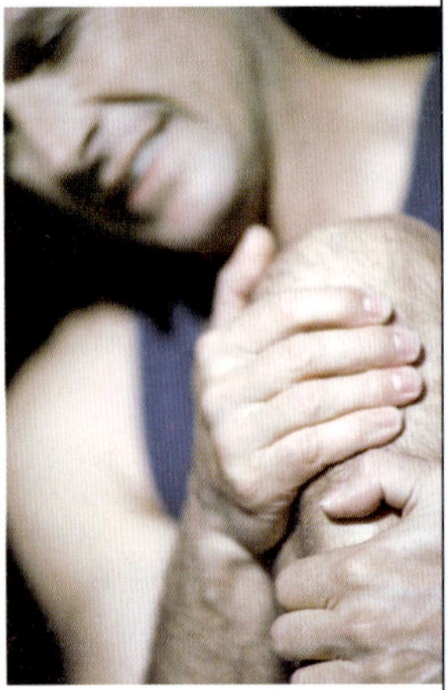

L'arthrite infectieuse : quand les microbes attaquent

Des microbes peuvent être à l'origine de douleurs articulaires. L'arthrite infectieuse touche plus particulièrement les personnes qui ont déjà des articulations fragiles.

L'arthrite infectieuse touche plus particulièrement les articulations importantes, comme l'épaule, la hanche ou le genou. Les doigts ou les chevilles sont plus rarement atteints. Ces sont des virus ou des bactéries qui provoquent la destruction du tissu cartilagineux. Cette destruction du cartilage, appelée nécrose, déclenche une inflammation. L'articulation devient sensible et un peu chaude, légèrement gonflée et rougie. C'est signe que l'organisme réagit et se défend. Parfois, la réaction inflammatoire est suffisante pour contrer l'attaque microbienne. Le cartilage n'est donc pas trop abîmé et l'infection n'a pas d'autres répercussions.

Comment les microbes entrent-ils dans l'articulation ?

Les microbes, ou germes, regroupent les bactéries, les virus et les parasites. Ils peuvent infecter une articulation de trois façons :

- Les microbes peuvent se disséminer dans tout l'organisme quand ils atteignent les vaisseaux sanguins et les articulations n'échappent pas à la règle puisqu'elles sont vascularisées.
- Une opération chirurgicale de l'articulation, même si elle est effectuée en milieu stérile, fait courir le risque qu'un microbe entre dans l'organisme.
- Un traumatisme peut entraîner une lésion assez profonde pour qu'un microbe rentre à l'intérieur de l'articulation.

Malheureusement dans bien des cas, l'inflammation dure trop longtemps et va aller au-delà de son rôle initial de défense de l'articulation. Non traitée ou traitée tardivement, l'articulation est alors envahie par les microbes, l'inflammation se propage et peut avoir des conséquences graves, comme la destruction totale de l'articulation. Une infection de l'os adjacent peut alors se développer et dans les cas les plus graves se disséminer dans tout le corps.
Les signes de l'inflammation ne trompent pas: l'articulation elle-même devient très rouge et chaude et surtout la douleur devient de plus en plus importante, accompagnée de fièvre et de frissons.

Des antibiotiques adaptés

Les principaux microbes responsables de l'arthrite sont les staphylocoques, à plus de 60 %. Plus rarement, la bactérie de la tuberculose peut atteindre les articulations, tout comme des virus ou des parasites.

Il est important de connaître l'origine du microbe pour pouvoir soigner correctement l'inflammation à l'aide d'antibiotiques. Chaque antibiotique est spécifique d'une ou plusieurs bactéries. C'est pour cette raison que l'on peut parfois entendre « les antibiotiques, ça ne sert à rien ! ». C'est en effet le cas s'ils sont donnés à tort et à travers, sans que le microbe ait été identifié.
Les lavages articulaires effectués à l'aide d'une sonde remplie de sérum physiologique, permettent de nettoyer en profondeur l'articulation infectée. Ensuite, en plus des médicaments, il est très important de mobiliser le plus tôt possible l'articulation atteinte, afin qu'elle ne s'engourdisse pas.

Les personnes à risque

Certaines situations augmentent le risque de développer une infection. Il s'agit:

- **des personnes avec une faible immunité;**
- **des diabétiques;**
- **des alcooliques;**
- **des personnes atteintes de polyarthrite rhumatoïde;**
- **des personnes qui prennent des corticoïdes au long cours.**

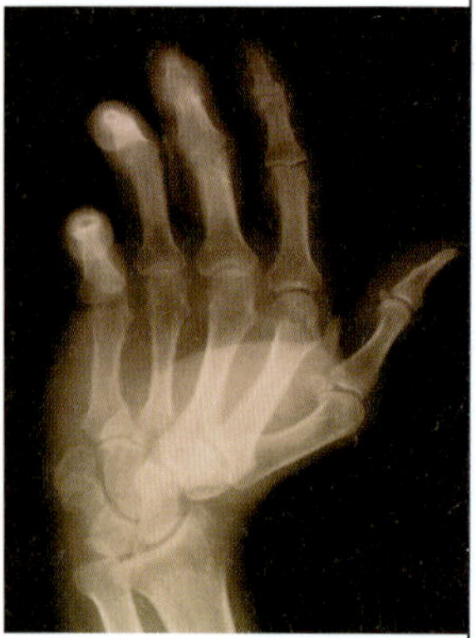

La polyarthrite rhumatoïde

L'arthrose n'est pas la seule maladie à toucher les articulations. Et toutes les atteintes articulaires ne sont pas forcément des rhumatismes, un terme trop souvent employé à mauvais escient.

Dans la polyarthrite rhumatoïde, c'est le système immunitaire qui attaque le tissu synovial qui borde l'os de l'articulation. L'inflammation touche principalement les petites articulations des membres, c'est-à-dire les doigts, les orteils, les poignets. Elle affecte généralement les deux côtés du corps en même temps. Les hanches, les épaules, ou les articulations de la tête et du cou peuvent aussi être gonflées et douloureuses.

La polyarthrite rhumatoïde est trois fois plus fréquente chez la femme. Elle peut se manifester à n'importe quel âge, avec un pic vers 30 ans et 50 ans. Une étude hollandaise a mis en cause la consommation de café, sans qu'on puisse conclure réellement. En revanche, la maladie touche moins souvent les personnes qui souffrent de rhume des foins, et celles qui consomment régulièrement des légumes cuits, de l'huile d'olive et des compléments alimentaires contenant du zinc.

Quelles sont les causes ?

Il y a plusieurs causes à cette maladie. Des prélèvements de moelle osseuse ont permis de réaliser des analyses prouvant que les facteurs génétiques jouent un rôle de manière certaine. Une origine hormonale est également plausible : on constate souvent une recrudescence de la maladie pendant la grossesse, moment où le corps est imprégné d'hormones.

Des signes évocateurs

Cette maladie se manifeste au tout début par des symptômes très généraux. La fatigue, la perte d'appétit, l'amaigrissement ou encore les sueurs qu'elle entraîne ne permettent pas de l'identifier tout de suite. Elle se déclare véritablement lorsqu'une ou plusieurs articulations se mettent à gonfler. Elles deviennent alors douloureuses et raides, en particulier le matin. La force des mains et des doigts diminue. Des symptômes semblables à ceux de l'arthrite commencent ensuite : une simple douleur la nuit et le matin au début, puis apparaissent des rougeurs avec une sensation de chaleur au bout de quelques mois.

Au fur et à mesure que la maladie évolue, il est de plus en plus difficile d'être précis dans ses mouvements. Les articulations touchées se déforment et parfois les muscles adjacents diminuent de volume. Les mains, les doigts et les pieds se déforment d'une manière très typique si bien qu'on parle d'orteils « en coup de vent » ou encore de « dos de chameau » pour la main.

Un avenir imprévisible

L'évolution est extrêmement variable : entre une rémission totale et durable (plus de signes) et une aggravation chronique et invalidante, on peut observer tous les stades. Tout espoir est donc permis ! Les anti-inflammatoires agissent contre la douleur et la raideur matinale. Il est également important de faire de la gymnastique active pour entretenir les articulations et prévenir les mauvaises positions.

Les articulations parlent d'elles-mêmes : les radiographies permettent d'évaluer plus précisément la gravité des atteintes. Une analyse de sang signale d'autres symptômes fréquents dans cette maladie : anémie, inflammation, baisse du fer. Elle détecte aussi le « facteur rhumatoïde », un auto-anticorps caractéristique de cette maladie qu'on retrouve chez 80 % des malades environ.

Une maladie auto-immune, qu'est-ce que c'est ?

C'est un dérèglement du système immunitaire, le système de défense de l'organisme. Pour se protéger des agresseurs (microbes), l'organisme se défend par l'intermédiaire des anticorps. Dans les maladies auto-immunes, il dirige ces anticorps contre lui-même : on parle d'auto-anticorps.

Fumeurs, vous êtes plus exposés

Le tabac est facteur de risque bien connu de cette maladie. Pendant 10 ans, des chercheurs américains ont suivi 31 336 femmes âgées de 55 à 69 ans vivant dans l'état de l'Iowa. Les femmes qui fument ont 2 fois plus de risque d'avoir une polyarthrite rhumatoïde que les femmes qui n'ont jamais fumé. Plus la consommation de tabac est importante et longue, plus le risque est élevé.

La goutte

Les crises de goutte se déclarent lorsque l'acide urique se dépose anormalement dans les articulations. Les douleurs sont comparables à celles de l'arthrite.

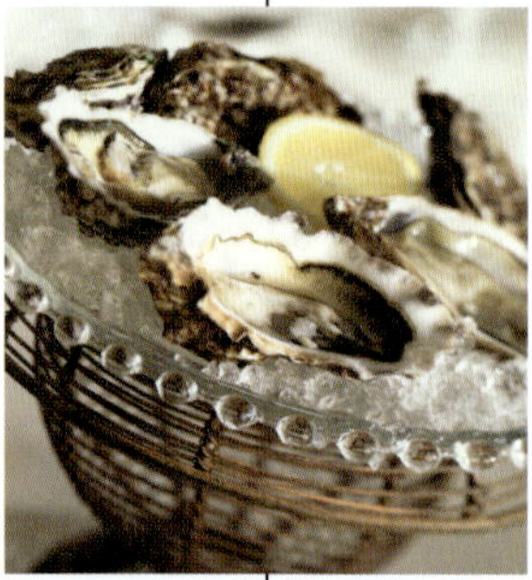

La goutte est provoquée par un excès d'acide urique dans le sang. Il se dépose alors dans les articulations bien sûr mais également dans les tissus sous la peau et même parfois au niveau des reins.

L'acide urique est une substance qui provient de la destruction des « acides nucléiques », sorte de maillons génétiques qui constituent notre ADN (le patrimoine génétique). Le renouvellement constant de nos cellules rend donc sa présence normale dans le sang. L'acide urique est également issu de la digestion d'aliments riches en acides nucléiques, comme les abats, les crustacés ou encore le gibier.

La goutte est d'origine alimentaire dans moins de 10 % des cas. Souvent, on n'en trouve pas la cause réelle. La goutte peut être secondaire à la prise de médicaments (contre la tuberculose par exemple) ou bien encore à une insuffisance rénale. Ce sont les reins qui filtrent le sang et régulent ainsi l'acide urique en éliminant l'excès par les urines.

Vivre avec la goutte

Les personnes sujettes à des crises de goutte doivent se mettre au vert afin de les prévenir. Un régime alimentaire sans crustacés, ni gibier ni abats est conseillé. La consommation de viande, volaille, poisson doit être limitée. Il est également conseillé d'éviter l'alcool. Le surpoids et l'obésité sont souvent liés à des taux importants d'acide urique dans le sang. Perdre du poids peut aussi permettre de limiter la maladie.

Une affection très masculine

Les crises de goutte commencent surtout aux alentours de 45 ans mais peuvent parfois débuter dès l'âge de 20 ans. Elles touchent majoritairement les hommes qui représentent 90 à 95 % des cas. Chez la femme, les premiers signes n'apparaissent qu'après la ménopause. Les femmes ont en effet un taux d'acide urique plus faible que les hommes, ce qui expliquerait pourquoi elles sont moins vulnérables.

Les crises de goutte se manifestent généralement la nuit par une douleur brutale, violente, la plupart du temps dans une articulation. Celle-ci est très inflammatoire : rouge, gonflée, douloureuse. L'articulation la plus fréquemment touchée se trouve à la base du gros orteil. Mais ce peut-être aussi les chevilles, les genoux, parfois les poignets ou les doigts; plusieurs articulations peuvent être atteintes en même temps.

Les crises surviennent généralement après avoir mangé de la cervelle, du foie, des rognons, des fruits de mer ou du gibier. La consommation d'alcool diminue l'élimination de l'acide urique. Les infections, un accident parfois, peuvent aussi déclencher des crises. Entre deux crises, la présence de liquide synovial dans l'articulation n'est pas rare.

Les médicaments

Les médecins ne prescrivent de médicament que quand les crises deviennent de plus en plus rapprochées (plus de 3 crises par an) ou si les reins sont atteints par les dépôts. La colchicine, un anti-inflammatoire spécifique, permet de traiter les crises. Il s'agit d'un médicament qui augmente l'élimination de l'acide urique par les reins. Un médicament qui bloque la synthèse d'acide urique permet de soigner les personnes chez qui la maladie a une origine génétique (l'organisme fabrique trop d'acide urique).

Les arthrites microcristallines

La goutte et la chondrocalcinose font partie de ce que l'on appelle les « arthrites microcristallines ». Ce nom provient de l'origine de ces maladies. De petites particules, des microcristaux, se déposent sur les articulations, bloquant ainsi leur fonctionnement normal.

Les différentes formes de la maladie

Il existe différentes formes de goutte : les plus rares sont caractérisées par la présence de « tophus » : c'est un dépôt d'acide urique dans les tissus mous et les os, qui n'apparaît qu'en cas d'évolution gravissime. Dans d'autres cas, il s'agit simplement d'une arthrite sans les fameux tophus.

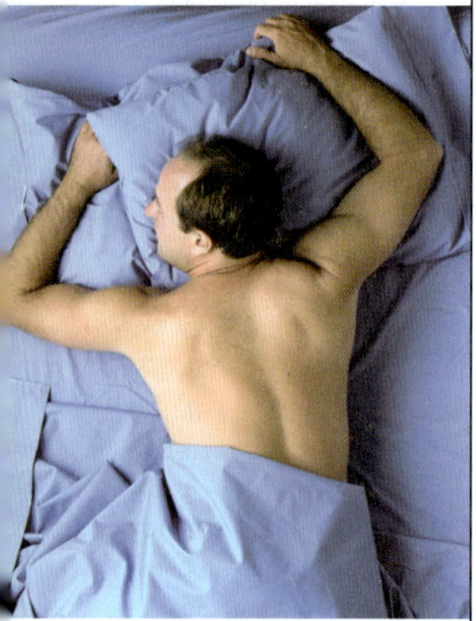

La spondylarthrite ankylosante

La spondylarthrite ankylosante est une forme d'arthrite qui touche la colonne vertébrale. C'est une affection chronique, associant l'inflammation et les rhumatismes.

La spondylarthrite ankylosante se déclare entre la fin de l'adolescence et l'âge de 40 ans. Les hommes jeunes, entre 18 et 35 ans, sont les plus touchés. Il y a en effet 9 fois plus d'hommes que de femmes atteints par cette maladie sans que l'on sache pourquoi ! 1 % de la population française est concernée. On ne connaît pas l'origine de cette maladie complexe. Selon des chercheurs britanniques, les personnes qui en souffrent présentent des taux élevés d'un type d'anticorps appelé IgA, qui pourrait être le signe d'une réaction immunitaire à une bactérie du côlon.
La spondylarthrite touche d'abord les os du bassin et le bas de la colonne vertébrale. Plus rarement, le talon, la hanche ou le genou. Au début, les symptômes de la maladie sont très vagues et surtout communs. La personne se plaint de douleurs partant de la fesse et descendant le long de la jambe. Elle se sent raide et est souvent réveillée par des douleurs lombaires ou dans la jambe. Un épisode de fièvre, la perte de poids, la fatigue signalent des poussées d'inflammation.

Les douleurs s'accentuent avec le temps. Il devient difficile de bouger, de se pencher. Le dos est en effet de plus en plus rigide et incliné. C'est ce que l'on appelle « la colonne vertébrale en bambou ». Elle est droite comme un bambou et elle présente les mêmes « stries » sur la radiographie, à cause des modifications des os.

Un facteur de risque bien étrange

Les études scientifiques ont montré que le même facteur génétique est présent chez 90 % des personnes atteintes de spondylarthrite ankylosante. Il n'y a que 8 % de la population en bonne santé qui est porteur de ce facteur génétique appelé « HLA B27 ».

Et après, comment vivre une vie normale ?

Plusieurs examens, notamment des radiographies, sont nécessaires pour diagnostiquer une spondylarthrite ankylosante. La « colonne en bambou » est un élément-clé du diagnostic. Les analyses de sang signalent une inflammation : la vitesse de sédimentation et la protéine C réactive (PCR) augmentent.

Une fois le diagnostic posé, il va falloir se soigner et apprendre à vivre au quotidien. Pour maîtriser l'inflammation et soulager les douleurs, on utilisera les anti-inflammatoires. En cas d'aggravation de la maladie, un traitement plus fort par immunosuppresseur sera donné. L'hygiène de vie est très importante. Une alimentation pauvre en épices, alcool, chocolat, diminue les effets secondaires de ces médicaments sur l'estomac. La phytothérapie (reine des prés, vergerette du Canada, saule blanc, cassis, harpagophytum) est aussi très intéressante. Pendant les poussées, le repos est indispensable. C'est l'une des clés du traitement. Il doit se faire sur le dos, sur un plan dur, sans oreiller, afin de ne pas augmenter les déformations.

La rééducation (réapprendre à notre corps certaines postures, certains mouvements) est fondamentale dans cette maladie. Elle se fait à l'aide d'un kiné, parfois dans une piscine. Si la déformation du dos est importante, le port d'un corset sera nécessaire.

Le sport, un atout !

Ce n'est pas parce que l'on est malade qu'il faut arrêter de bouger ! Au contraire, le sport est bénéfique. Les sports violents, comme les sports de combat, le tennis sont déconseillés. En revanche, la natation sur le ventre est particulièrement recommandée. Enfin, en cas de poussée, mieux vaut s'abstenir de tout effort physique.

L'expérience du Dr Jean Seignalet

Dans son ouvrage *L'alimentation ou la troisième médecine*, Le Dr Jean Seignalet (Montpellier) montre comment l'alimentation moderne a des effets néfastes sur notre santé... mais aussi comment des régimes alimentaires spécifiques peuvent être la clé de la guérison. Le régime consiste notamment à supprimer toutes les céréales (sauf le riz et le sarrasin) et les laits animaux, à consommer un maximum de végétaux crus (bio), des graisses végétales vierges et à prendre des suppléments de vitamines et minéraux. Suivi strictement, le régime permet selon lui, après 1 an, à 96 % des malades de moins souffrir et de récupérer de la mobilité.

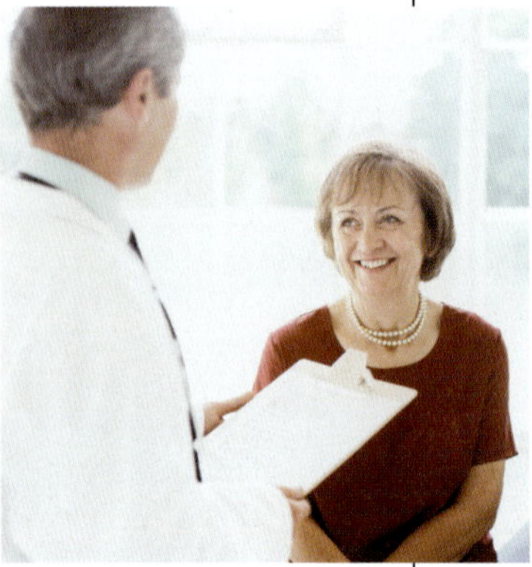

DU MÉDECIN À L'OSTÉOPATHE, QUI FAIT QUOI ?

Quels médecins consulter ?

La prise en charge de l'arthrose fait appel à plusieurs disciplines : médecine, chirurgie et kinésithérapie sont les plus courantes.

Le médecin généraliste

Votre médecin généraliste vous connaît bien, c'est logiquement vers lui qu'il faut vous tourner pour évoquer ces douleurs qui vous handicapent dans la vie de tous les jours. Il est le plus apte à diagnostiquer une anomalie et à la traiter. Il vous dira facilement si vous souffrez d'arthrose. En cas de diagnostic difficile, il fera réaliser des examens complémentaires ou il vous adressera à un rhumatologue. Le médecin généraliste est très fréquemment confronté à des patients souffrant d'arthrose, maladie des personnes âgées le plus souvent. Et comme la population française vieillit globalement, la fréquence de la maladie augmente. Les médecins sont donc de plus en plus aptes à faire face de manière efficace à vos problèmes.

Il y a un intérêt immense à se faire suivre par la même personne. Celle-ci pourra adapter, en fonction de sa connaissance de votre corps et de l'évolution de votre maladie, le traitement de la manière la plus judicieuse.

L'infiltration, un geste de rhumatologue

Le rhumatologue est le médecin le plus qualifié pour réaliser des infiltrations. Ce sont des piqûres localisées au niveau de l'articulation douloureuse. Il s'agit d'infiltrer avec précision, exactement à l'endroit douloureux, des corticoïdes. Ces médicaments soulageront l'inflammation et donc la douleur pendant quelques semaines, deux mois maximum. L'efficacité diminue par la suite.

Il faut savoir que pour toutes les maladies chroniques, et pas seulement l'arthrose, un suivi régulier et auprès du même médecin, est nettement conseillé. Il est votre interlocuteur idéal au quotidien, le plus facile à consulter.

Le spécialiste en rhumatologie

Les médecins se divisent en deux catégories : les généralistes qui se destinent à traiter toutes les pathologies de la population, et les spécialistes qui se concentrent sur un organe (cardiologie, pour le cœur) ou une partie de la population (gériatrie pour les personnes âgées, pédiatrie). Le rhumatologue se consacre à l'étude et au traitement des maladies des os et des articulations, ce que l'on appelle l'appareil locomoteur. Il soigne également les muscles, les tendons et les ligaments.

Tout comme le généraliste, il peut prescrire des médicaments du type anti-inflammatoire, antalgique ou autre. Il pratique des infiltrations ou des manipulations. Peu de médecins sont autorisés à en faire en France : elles consistent à déplacer les différentes structures osseuses en rapport les unes avec les autres, afin de les remettre dans une bonne position. Ce traitement est quelque peu « violent », il est donc nécessaire de connaître parfaitement l'anatomie du corps humain afin de ne pas aggraver la douleur au lieu de la soulager !

Le rhumatologue prend également en charge l'ensemble des facteurs qui interviennent dans l'arthrose : stress, nutrition, facteurs déclenchants, qui ne doivent pas être négligés au profit de la manipulation.

De même, il vous prescrira des séances de rééducation à effectuer auprès d'un kinésithérapeute afin de redonner à l'articulation l'amplitude de ses mouvements et sa souplesse.

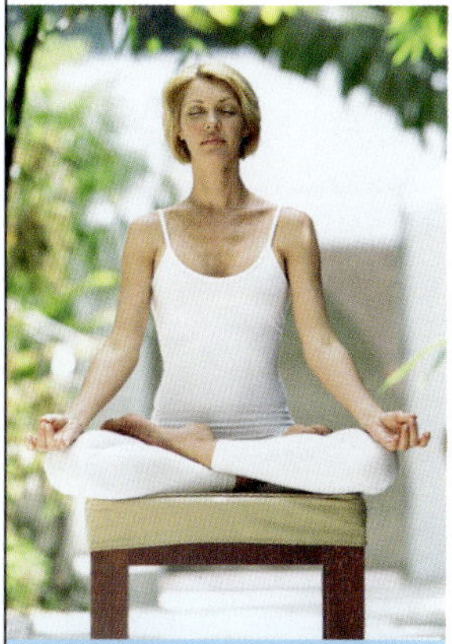

Le yoga par Yogi

Yogi Babacar Khane est docteur en ostéopathie et en chiropraxie. Il a étroitement collaboré avec le célèbre rhumatologue Philippe Baumgartner. Il a pu ainsi développer des techniques de yoga efficaces dans la prévention et le soin de nombreuses maladies rhumatologiques. Le yoga agit de deux manières : d'une part, par la réalisation de mouvements faisant travailler les articulations, d'autre part par la relaxation et le bien-être que l'on ressent lors des séances. C'est peu pratiqué en France, mais des stages et des formations sont proposés sur le site Internet consacré à Y. B. Khane.

L'orthopédiste et le médecin physique

L'orthopédiste intervient s'il s'agit d'opérer. Le médecin physique se révèle d'une bonne aide dans la récupération des fonctions motrices.

Quand l'articulation est en panne…

L'orthopédiste est un chirurgien. En règle générale, ce sont les personnes qui ont une fracture, des déformations ou des maladies du squelette qui vont consulter ce spécialiste. C'est vers lui que vous enverra votre médecin s'il devient nécessaire de poser une prothèse. Dans le cas d'une arthrose avancée, les médicaments ne suffisent parfois plus à soulager la douleur du patient. Lorsque toutes les autres solutions se révèlent inefficaces, il convient d'opérer et de poser une prothèse afin de remplacer l'articulation défectueuse. L'orthopédiste suit alors son patient tout au long de l'opération : avant, il posera un diagnostic certain de la nécessité d'opérer. Puis il opérera et installera la prothèse. Enfin il s'occupera des prescriptions nécessaires après l'opération et de la rééducation indispensable. Il faut savoir se tourner vers un orthopédiste, lorsque l'on souffre trop et que les médicaments se révèlent inefficaces. Il saura vous dire si votre problème relève d'une opération chirurgicale et dans le cas contraire, il pourra vous orienter vers un confrère.

Un peu d'histoire !

La médecine physique, à sa création, a été interdite en France. C'est grâce aux doyens Milliez et Grossiord, qu'a été créé le tout premier enseignement de médecine physique. C'était en 1975, par l'intermédiaire d'un diplôme universitaire de « médecine orthopédique et thérapeutiques manuelles ». Le début d'une grande carrière… puisque la médecine physique a maintenant de nombreux adeptes. Son efficacité, lorsqu'elle est bien réalisée, n'est plus à démontrer.

Médecin physique : pour et contre

La médecine physique a longtemps été ignorée en France alors que les États-Unis la considéraient déjà comme une spécialité reconnue. Cette médecine a enfin été acceptée en France au début des années 1970. Un spécialiste suit toutes les pathologies orthopédiques, rhumatologiques, neurologiques ou encore respiratoires : elles nécessitent toutes une rééducation particulière. Il existe différentes formes de prise en charge : le médecin physique réalise des manipulations, des thérapies manuelles, des mobilisations. Il s'aide parfois d'appareils pour compléter la thérapie : des lasers, des courants électriques ou la température en jouant avec le froid. Il utilise également l'hydrothérapie *(lire page 68)*. La gymnastique et les massages peuvent se révéler efficaces. Toutefois, il faut être vigilant : certains médecins physiques ont trop souvent uniquement recours aux manipulations, parfois réalisées trop vite. Le traitement que l'on vous propose doit vous convenir et vous soulager avant tout.

Les prothèses de A à Z

Les prothèses peuvent remplacer toutes les articulations : poignet, cheville et même phalange ! Néanmoins, ce sont les prothèses du genou et de la hanche qui sont les plus fréquentes. Elles représentent plus de 60 % des poses de prothèses ! Autant d'hommes que de femmes bénéficient de ce type d'opérations qui concernent essentiellement des personnes de plus de 65 ans. Les prothèses sont soit scellées, une sorte de « colle » fixe la prothèse comme un sceau sur une enveloppe, soit tenues par une plaque vissée sur l'os. Il existe aujourd'hui trois matériaux différents : le métal, le plastique ou la céramique.

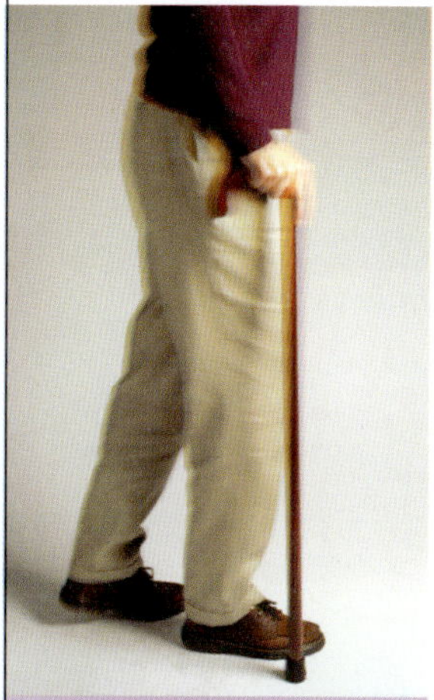

Allez, debout !

Après l'opération d'une prothèse totale du genou, la rééducation permet de remarcher normalement le plus rapidement possible. Au début grâce à des poulies vous ferez doucement bouger la jambe. Puis avec une attelle de soutien, vous pourrez vous mettre debout 4 jours après l'opération. Au bout d'une semaine, vous marcherez avec une canne. Et après 3 semaines vous attaquerez les escaliers !

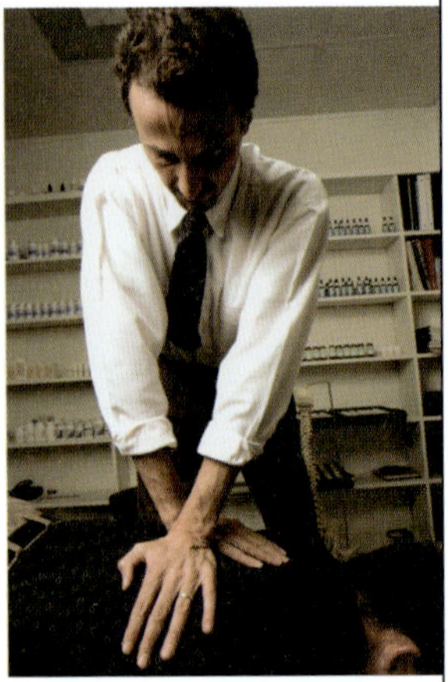

N'est pas ostéopathe qui veut

Pendant de nombreuses années, seules les personnes titulaires d'un diplôme d'ostéopathe (6 ans d'études) et suivant toujours une formation continue en ostéopathie étaient autorisées à exercer en France. Et Dieu sait qu'avec les problèmes de reconnaissance de cette discipline, il a été difficile d'instaurer des formations adéquates ! Mais la définition actuelle est plus large et le nombre actuel de 800 ostéopathes ne devrait pas tarder à grimper !

Pas médecins mais indispensables !

Plus ou moins controversés, entre manœuvres bien codifiées et manières plus obscures, voici une présentation des différents acteurs restants ! Leur rôle est tout aussi important que celui des médecins et leur efficacité peut s'avérer pertinente.

Le kinésithérapeute

Le « kiné » a suivi 3 ou 4 ans de spécialisation dans cette discipline. Il connaît parfaitement les muscles et l'anatomie du corps humain. Il maîtrise les techniques de rééducation des patients opérés ou accidentés. C'est le médecin qui prescrit les actes réalisés par le kinésithérapeute. Il peut s'agir de massages, d'application de chaleur ou de courants électriques, de techniques de rééducation ou encore de mobilisations. Attention : un kinésithérapeute n'est pas formé pour réaliser des manipulations. Il travaille en partenariat avec le médecin car leurs traitements respectifs sont complémentaires. Il apporte une aide indispensable à la guérison du patient. Il faut avouer que les médecins ne connaissent pas toujours exactement les techniques précises de kinésithérapie et font confiance à la dextérité des kinésithérapeutes. Ils leur donnent des directives plutôt vagues quant à la réalisation pratique, mais très précises en ce qui concerne le résultat à obtenir et les fonctions à améliorer. Les kinés savent comment soulager et masser leurs patients. Ils vont mobiliser les articulations défaillantes afin de leur faire retrouver leur fonction. Petit à petit, grâce aux séances de kinésithérapie, les actions simples de la vie quotidienne comme monter les escaliers ou aller dans le jardin deviennent plus faciles, moins douloureuses.

L'ostéopathe

L'ostéopathie est un véritable objet de controverse, tant sur la reconnaissance des ostéopathes en France, que sur le remboursement des consultations ou encore la formation. Faisons le point !

L'ostéopathie est née en 1874 aux États-Unis. Elle s'est rapidement imposée en Angleterre… à l'inverse de la France où elle n'est reconnue comme spécialité à part entière que depuis le 19 février 2002. Après de longs débats entre les médecins et les kinésithérapeutes, il a donc été décidé que « toute personne française ayant son baccalauréat et qui a suivi une formation agréée par le gouvernement peut exercer l'ostéopathie ».

Selon les théories d'ostéopathie, une perturbation mécanique ou une atteinte articulaire est responsable de manifestations pathologiques. Celles-ci peuvent être osseuses, musculaires, nerveuses, ligamentaires ou vasculaires. Elles sont ensuite la cause de maladies « fonctionnelles », c'est-à-dire psychologiques, ou même organiques. C'est là qu'agit l'ostéopathe, notamment avec des manipulations du corps. Attention, l'ostéopathie est souvent assimilée à la manipulation, ce qui n'est pas son unique moyen de soigner. Le tarif d'une consultation s'élève généralement à 50 euros pour une consultation de 45 minutes. La Sécurité Sociale ne rembourse rien et seules certaines mutuelles acceptent de prendre en charge une partie du montant. Mieux vaut se renseigner auparavant.

La guerre « kinés-médecins »

Avant 2002 en France, seuls les kinésithérapeutes et les médecins avaient l'autorisation de pratiquer des actes d'ostéopathie. Toutefois, certains médecins considèrent qu'il s'agit dans ce cas d'un « exercice illégal de la médecine ». Et ce en dépit de la nouvelle définition des personnes agréées ! Mais les mentalités évoluent et cela changera bientôt, espérons-le.

QUELLES SOLUTIONS POUR SOIGNER L'ARTHROSE ?

La vie au quotidien avec de l'arthrose

On sait bien que pour quelqu'un souffrant d'arthrose, chaque geste peut être douloureux, chaque déformation très gênante. Mais que sait celui qui n'a jamais été malade, qui n'a jamais souffert quotidiennement, de ce que ressent un malade ?

24 heures de la vie d'un malade

Françoise a 70 ans. Ça fait maintenant bien longtemps que l'arthrose fait partie de sa vie. C'est quelqu'un de très dynamique, qui a décidé que ni son âge ni l'arthrose ne dirigerait sa vie. Pour cela, elle a accepté sa douleur et a appris à la gérer au quotidien.

Dès le réveil, il est très difficile de retrouver une mobilité souple et aisée. Le simple fait de sortir de son lit réveille la douleur au niveau des lombaires ; il faut pourtant bien aller prendre son petit déjeuner ! Françoise ne veut pas trop prendre de médicaments de manière soutenue et permanente : elle prend quotidiennement un traitement de phytothérapie qu'elle abandonne, deux à trois fois par an lors des crises plus fortes d'arthrose, pour la prise d'anti-inflammatoires.

Ouvrir une porte devient un calvaire le matin : c'est un éclair douloureux qui transperce son coude. De même, elle qui adorait écrire est obligée de délaisser son passe-temps favori car son pouce ne le supporterait pas : cette articulation est, elle aussi, touchée par l'érosion du

Douleur négligée et dépression

Souffrir dans certains esprits est une fatalité. Il est normal de s'habituer un peu à souffrir. Mais au bout d'un certain temps, c'est votre esprit qui va en faire les frais ! La douleur quotidienne peut entraîner une dépression qui va augmenter la douleur en retour. Des moyens existent pour vous soulager, il ne faut pas l'oublier et surtout ne pas hésiter à en parler.

cartilage et de l'os. La marche est également pénible le matin au réveil. Adieu, les petites courses chez le boulanger et l'épicier tôt le matin : lorsque son pied prend une certaine position quand elle marche, c'est un véritable coup de poignard qui remonte dans le dos. Alors, tant pis, c'est beaucoup plus agréable et facile de sortir plus tard dans la matinée. En effet, Françoise a constaté qu'au bout d'une heure, elle n'avait plus cette sensation d'être « rouillée » : elle sait maintenant que le « dérouillage matinal » est une obligation !

Au jour le jour

La journée, c'est plus calme : la douleur s'estompe, même si elle reste présente, comme une gêne un peu sourde. Elle se situe toujours aux mêmes endroits (pouces, coudes, lombaires, haut du pied surtout). Et aucune journée ne ressemble à la précédente : il faut s'adapter en fonction de sa forme. La capacité d'adaptation est indispensable pour bien gérer sa maladie : il faut prendre les choses comme elles viennent. Acquérir une certaine philosophie...

Le soir, heureusement, il n'y a pas de recrudescence. Il faudrait dormir à plat mais ce n'est pas toujours évident. Dans ces cas-là, il n'est pas rare d'adopter une mauvaise position, sur un côté. Et là, le réveil est encore plus douloureux. Mais le plus pénible pour Françoise a été un épisode de sciatique liée à la compression de racines nerveuses par les éperons osseux de l'arthrose. Ces nerfs sortant de la moelle épinière sont écrasés un peu par la prolifération osseuse. Ils déclenchent des douleurs très difficiles à supporter. Elles partent de la fesse pour descendre le long de la cuisse (à l'extérieur) puis du mollet et enfin sous le pied jusqu'au pouce. Enfin, ce n'est plus qu'un mauvais souvenir pour elle.

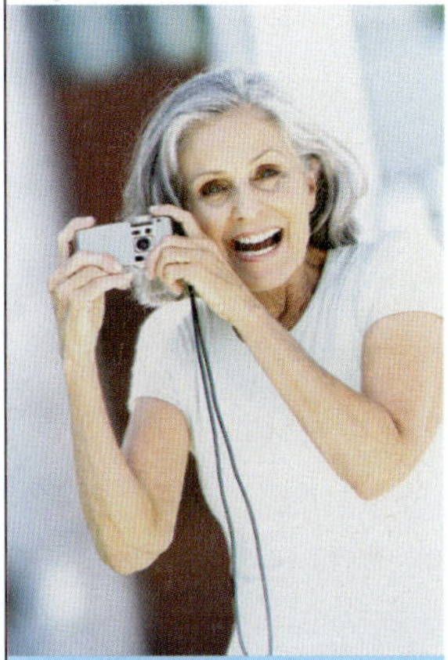

Bougez et voyagez !

Françoise continue à mener une vie active et à voyager : son médecin lui a dit que l'activité physique, sans excès, fait partie du traitement de l'arthrose. Elle agit comme un « antirouille » dans des pièces mécaniques. Les étirements sont également recommandés car ils font du bien aux muscles et leur réapprennent leur rôle de soutien de l'articulation. La vie peut être très belle, même avec de l'arthrose !

Vaincre et soulager la douleur

Les médicaments antalgiques sont prescrits pour soulager les articulations et toute forme de douleur et d'inflammation. Les substances utilisées varient en fonction de l'intensité de la douleur. Explications, du paracétamol à la morphine...

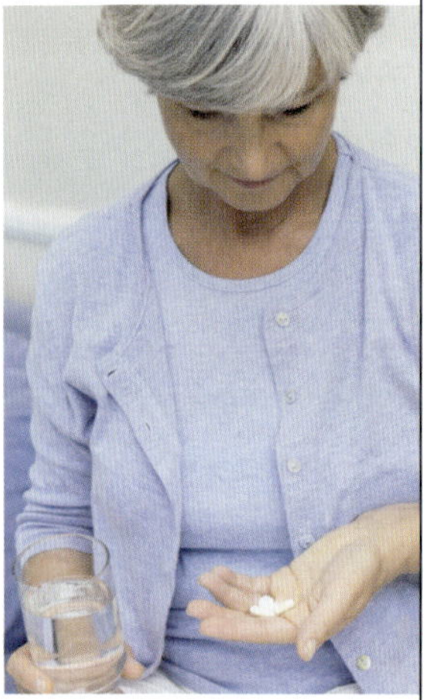

Les substances qui agissent contre la douleur sont très codifiées. On distingue les antalgiques non morphiniques et les antalgiques morphiniques. Chez les premiers, on sépare ceux qui ont une activité contre la fièvre (antipyrétique), comme le paracétamol, et les anti-inflammatoires (aspirine).
En vente libre, sans ordonnance, le paracétamol est le principal antalgique. Il est utilisé pour soulager toutes les douleurs (dentaires, articulaires, maux de tête, etc.). Et il est surtout très efficace contre les douleurs rhumatismales. Comparable à l'aspirine, mais sans propriétés anti-inflammatoires, mieux vaut le privilégier tant qu'il suffit à contrôler la douleur. En agissant sur le cerveau, il ne donne pas d'accoutumance et il n'a pas d'effets secondaires (hormis des allergies).

Les anti-inflammatoires

Ce sont les deuxièmes médicaments les plus utilisés pour soigner les rhumatismes. En plus de l'activité antalgique, ils agissent sur l'inflammation. C'est donc une référence pour l'arthrose, une fois que le paracétamol ne suffit plus. L'aspirine lutte contre la douleur et l'inflammation. Elle a aussi pour effet de fluidifier le sang. Seul problème, ses effets secondaires: elle est nocive pour l'estomac et peut entraîner des hémorragies ou des allergies. D'autres anti-inflammatoires, comme l'ibuprofène (Nurofen®) ou les « coxibs » sont aussi intéressants dans le traitement de l'arthrose, en ayant des effets moindres sur l'estomac. Sachez cependant qu'un des coxibs, le rofécoxib (Vioxx), augmente le risque d'infarctus du myocarde et d'accidents vasculaires cérébraux. Cela s'est observé après un traitement continu de 18 mois (ce qui est contraire aux prescriptions des anti-inflammatoires, en particulier dans l'arthrose). Le rofécoxib a été retiré du marché mais le doute plane maintenant sur les autres coxibs même si aucune étude n'a montré qu'ils augmentaient le risque de maladies cardiovasculaires.

La morphine et ses dérivés

Enfin tout en haut de l'échelle des antalgiques se trouve la morphine. La morphine agit au niveau du système nerveux (cerveau et moelle épinière), c'est par ce biais qu'elle contrôle les voies de la douleur. Mais ses effets secondaires sont loin d'être négligeables et peuvent être difficiles à supporter. C'est pourquoi elle est réservée aux douleurs intolérables et qu'elle n'est généralement pas utilisée dans l'arthrose.

Génériques : avantages et inconvénients

Un générique est un médicament qui peut remplacer un médicament plus connu donné pour une maladie. Il est composé de la même molécule chimique, contient donc le même principe actif... et aura donc la même efficacité. Il est aussi sûr que son « grand frère » mais moins cher d'environ 30 %, puisque c'est une copie d'un médicament inventé 20 ans auparavant. C'est en effet le laps de temps nécessaire pour qu'un brevet cesse de protéger la découverte d'une nouvelle molécule. Une très bonne chose pour les malades et la sécurité sociale ! Le seul défaut que certains médecins leur reprochent est la possibilité d'effets secondaires dus à certains excipients, les substances utilisées pour « emballer » le principe actif.

Et pendant la grossesse ?

Les anti-inflammatoires sont strictement contre-indiqués pendant une grossesse. C'est particulièrement vrai au cours des trois derniers mois car ils peuvent avoir un effet dangereux sur le cœur du fœtus.

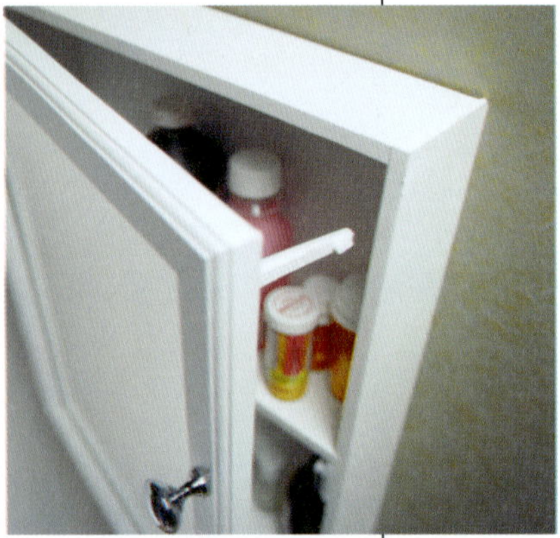

Effets secondaires,
le revers de la médaille ?

Les médicaments sont pris pour soulager les douleurs mais ils entraînent parfois des gênes minimes voire… de véritables maladies.

Une bouée de sauvetage pour l'estomac

Si vous êtes fragile de l'estomac pour l'une des raisons suivantes, toute prise d'anti-inflammatoires doit être accompagnée d'un médicament protégeant l'estomac. C'est le cas si :

- vous prenez de nombreux médicaments tels que les corticoïdes ;
- vous avez des brûlures d'estomac ;
- vous avez des remontées acides dans la gorge ;
- vous avez déjà eu un ulcère ;
- vous souffrez de complications : perforation ou hémorragie de l'estomac.

Un médicament qui fait du mal ?

Pour traiter une maladie, les chercheurs essaient de déterminer un principe actif n'agissant que sur l'organe malade. Mais il va déclencher une cascade de réactions chimiques, pas toutes contrôlées et parfois dangereuses. Ainsi les anti-inflammatoires donnent souvent des **troubles digestifs,** qui sont directement liés au mode d'action de ces médicaments. Les troubles peuvent aller de la simple brûlure à un ulcère ou une inflammation très importante qui peut aboutir à des hémorragies et des perforations de la paroi de l'estomac. Selon les études, les personnes qui prennent régulièrement des anti-inflammatoires ont 3 à 5 fois plus de risque d'avoir une maladie de l'estomac que celles qui n'en prennent pas. L'œsophage et les intestins ne sont pas épargnés non plus.

L'estomac est caractérisé par son acidité, qui facilite la digestion et permet un meilleur fonctionnement. La muqueuse qui tapisse l'intérieur de l'estomac est très fragile. Elle est protégée par des substances appelées prostaglandines. Or les anti-inflammatoires font baisser la production de ces substances protectrices et indispensables à l'estomac. La muqueuse est donc facilement exposée aux agressions des médicaments.

Et le reste du corps?

• **La peau** est le deuxième site de manifestation des effets secondaires après l'estomac: urticaire, envie de se gratter ou brutale rougeur du visage peuvent apparaître après la prise d'un médicament anti-inflammatoire. Il s'agit-là de signes sans gravité. Les anti-inflammatoires peuvent parfois aller nettement plus loin avec des maladies dermatologiques graves.

• **Les reins** peuvent également souffrir de la prise de ces médicaments. Chez une personne saine, jeune, qui boit correctement il n'y a pas de problème. Mais chez les personnes âgées, les diabétiques ou les gens présentant une atteinte rénale, le rôle de filtre des reins peut être très altéré à cause des anti-inflammatoires. Cela se traduit par une hypertension artérielle, des œdèmes (gonflement des tissus par rétention d'eau) voire une souffrance du cœur ou d'un rein qui ne peut plus du tout fonctionner.

• **Le cœur** n'est pas épargné non plus mais uniquement dans des circonstances très particulières. Les infarctus du myocarde ne sont très légèrement augmentés qu'avec un des « coxibs » (une des trois classes d'anti-inflammatoires). D'autres études doivent être réalisées pour confirmer cette observation.

Rappelons tout de même en conclusion de ce chapitre qu'étant donné la fréquence de prescription des anti-inflammatoires, les effets gravissimes sont peu nombreux. Les médicaments sont souvent bien prescrits et les patients sous bonne surveillance.

Dans le sang aussi

Des anomalies au niveau du sang peuvent apparaître avec la prise d'anti-inflammatoires:

• une anémie (manque de globules rouges);

• une baisse des plaquettes (qui jouent un rôle dans l'agrégation et donc la réparation des plaies);

• une baisse des globules blancs (d'où une augmentation des infections).

Le foie peut également être atteint de manière plus ou moins importante, allant parfois jusqu'à l'hépatite.

L'infiltration

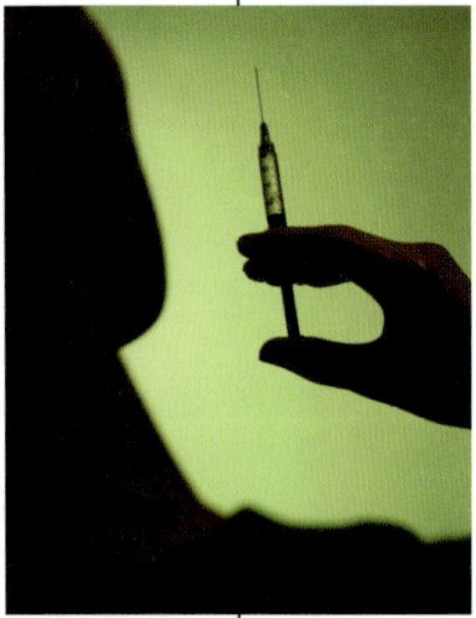

Les corticoïdes

Les corticoïdes, ou corticostéroïdes, sont des hormones naturelles sécrétées par les glandes surrénales (situées au-dessus des reins), après de nombreuses transformations du cholestérol... Synthétisés artificiellement, les médicaments corticoïdes sont identiques aux hormones naturelles. On les utilise pour leur effet anti-inflammatoire sous forme de comprimés (comme la cortisone), de pommade ou gel à appliquer sur les articulations douloureuses ou encore de liquide injectable dans les articulations ou les muscles.

Cette technique très intéressante permet de soulager les douleurs. Il s'agit d'injecter des corticoïdes au sein de l'articulation.

L'examen est simple : le médecin fait entrer une aiguille dans l'articulation, en évitant de piquer dans les tendons, les vaisseaux ou les nerfs. Il y a donc des techniques de repérage précis qui permettent de bien connaître l'anatomie... et de ne pas se tromper d'endroit ! Pour cette raison, ce geste ne peut être effectué que par un médecin, généraliste ou spécialiste.

L'infiltration peut être douloureuse : c'est une douleur momentanée due à l'effleurement d'un nerf ou d'un élément innervé. Elle ressemble à des décharges électriques. Mais on n'a pas toujours mal ! Et il ne faut pas oublier les résultats très encourageants sur l'arthrose ou l'arthrite.

L'injection doit se faire dans des conditions stériles. On recommande 3 à 4 infiltrations par an au maximum. Si deux infiltrations sont nécessaires pour faire passer la douleur, il faut laisser quatre semaines d'intervalle entre chacune. Les corticoïdes ont en effet un délai d'action équivalent à 3 ou 4 semaines.

Soulager la douleur

Le seul rôle de l'infiltration est de soulager la douleur, grâce aux corticoïdes, lorsque les anti-inflammatoires classiques ne font plus effet. Elle ne permet pas de guérir

l'arthrose, ni l'arthrite ou encore une inflammation des tendons pour lesquels elle permet aussi de traiter la douleur. Et l'effet des corticoïdes n'est pas éternel ! Les corticoïdes vont agir pendant quelques semaines ou quelques mois : c'est déjà un répit très important lorsque l'on souffre de manière continue. Toutefois, l'infiltration peut être inefficace chez certaines personnes. Votre médecin saura vous conseiller judicieusement sur les choix à faire entre les thérapeutiques.
Les infiltrations peuvent être réalisées dans toutes les articulations. La quantité de corticoïdes dépend de la taille de l'articulation à soigner : elle diffère d'un doigt à une hanche, d'un genou à un poignet.

La « viscosupplémentation »

Depuis peu, il existe aussi des infiltrations d'acide hyaluronique. Cette substance est naturellement présente dans le liquide synovial qui entoure une articulation. Au cours de l'arthrose, l'acide hyaluronique vient à manquer dans ce liquide. Pour pallier à ce manque, le rhumatologue peut pratiquer de la « viscosupplémentation » c'est-à-dire des infiltrations d'acide hyaluronique. Cette technique est très intéressante pour les arthroses modérées et peu inflammatoires. Le plus souvent, le médecin pratique 3 à 5 infiltrations, à une semaine d'intervalle. L'acide hyaluronique fait effet pendant 6 à 12 mois voire plus. Il agit en augmentant la viscosité du liquide synovial ce qui limite les frottements entre les surfaces cartilagineuses et en stimulant la réparation du cartilage. L'acide hyaluronique est très bien toléré. Seuls inconvénients : son coût (115 à 350 euros pour trois injections) et le manque de recul sur son efficacité à long terme.

Dr Jekkyl et Mister Hide

Les corticoïdes sont des médicaments fantastiques du point de vue de l'efficacité... mais ils ont aussi beaucoup d'effets secondaires. Ils diminuent l'immunité donc ils augmentent les infections. Ils font mal à l'estomac et peuvent être responsables d'un ulcère. Ils favorisent la perte de certains éléments comme le potassium. Or cet ion est extrêmement important pour le bon équilibre du corps. En conclusion, moins on en prend, mieux c'est !

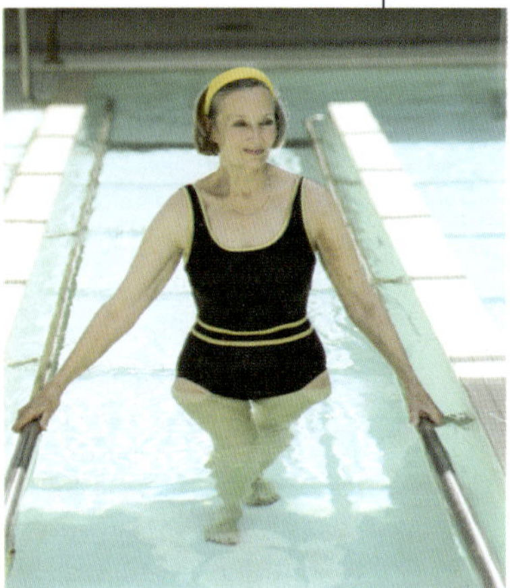

La rééducation

Des séances de rééducation avec un kinésithérapeute aident à préserver ou retrouver la mobilité des articulations et soulagent aussi les douleurs.

Droit devant

Si vous souffrez d'**arthrose cervicale** ou **lombaire,** le but premier de la rééducation est de décomprimer l'articulation pour soulager les douleurs. Elle permet aussi de corriger votre posture afin d'éliminer la courbure du cou ou du bas du dos et étirer la colonne vertébrale. Une séance commence en général par l'application de chaleur (infrarouge, boues chaudes) et des massages pour décontracter et assouplir les muscles.

Exemple d'exercice: debout le long d'un mur, jambes légèrement écartées et avancées, mettre les mains dans la courbure du bas du dos et appuyer également la tête. Chercher à plaquer la nuque en rentrant le menton tout en étirant vers le haut, plaquer le dos en écrasant les mains contre le mur. Ou bien sur un tapis au sol, s'allonger sur le dos, les jambes pliées, pieds posés à plat et bras étendus le long du corps. Essayer de se grandir comme si on tirait doucement sur une ficelle accrochée au sommet du crâne, en rentrant le menton et le ventre.

La marche, ça use… uniquement si on en abuse!

Si vous avez de l'**arthrose au genou** ou **à la hanche,** une règle d'or: économisez vos articulations. Il est déconseillé de solliciter les articulations inutilement… mais il ne faut surtout pas non plus les laisser complètement au repos! Les exercices varient beaucoup en fonction du poids corporel. Il est conseillé aussi de perdre quelques kilos, la meilleure solution possible pour préserver l'articulation. Les exercices visent à retrouver l'amplitude nécessaire à l'articulation pour pouvoir continuer à marcher normalement. Les muscles aussi doivent travailler : toniques, ils stabilisent l'articulation et sont garants de l'équilibre du corps.

Exemple d'exercice : s'allonger sur le dos, lever la jambe en la maintenant bien droite (genou fléchi interdit !) puis tenir la position et/ou décrire des petits ronds avec la pointe du pied, à volonté. Jambe tendue, pointe du pied tournée vers l'extérieur, monter la jambe en diagonale au-dessus de la jambe opposée.

Attention, déverrouillage brutal !

Pour se protéger et soulager la douleur à la marche, le genou grâce à des capteurs sensoriels spécifiques, donne parfois l'ordre aux muscles de la cuisse de relâcher la contraction. Si le muscle est affaibli, cette fraction de seconde suffit à déverrouiller brutalement l'articulation du genou. C'est fréquemment la cause de chutes chez les personnes âgées. Préserver la musculature des quadriceps de la cuisse permet de verrouiller le genou et de garder la position jambe tendue ferme. Si en marchant, le genou reste constamment fléchi l'articulation souffre excessivement… un processus qui renforce l'arthrose.

Dans l'eau à… 35 °C !

Si vous le pouvez, choisissez un cabinet de kinésithérapie qui dispose d'une piscine. La rééducation dans l'eau est souvent perçue comme beaucoup plus agréable. La température, 35 °C (!), calme les douleurs. Dans l'eau, hanches et genoux supportent moins le poids du corps ; c'est aussi plus aisé de faire travailler ses bras, quand on a de l'arthrose cervicale. Seules contre-indications formelles : l'hypertension, les problèmes cardiaques et circulatoires.

Quand les vertèbres se soudent…

Chez les personnes âgées, le cartilage abîmé par l'arthrose du dos, au niveau cervical ou lombaire cicatrise sous forme osseuse et fait perdre la mobilité des vertèbres touchées, mais annonce aussi la fin des douleurs ! À ce stade, il faut à tout prix éviter que les vertèbres ne se soudent dans une mauvaise position pour limiter au maximum la perte de mobilité qu'entraîne la calcification. Il est conseillé de s'allonger sur le ventre, bien à plat, au moins 10 minutes par jour (sauf en cas de troubles respiratoires). On peut mettre un petit oreiller sous le ventre si la position est trop douloureuse.

La chirurgie est-elle une bonne solution ?

Quand les médicaments ne suffisent plus, il est possible de se faire opérer. Une opération chirurgicale peut d'abord corriger les défauts de l'articulation; à un stade plus avancé, une prothèse remplace l'articulation trop endommagée.

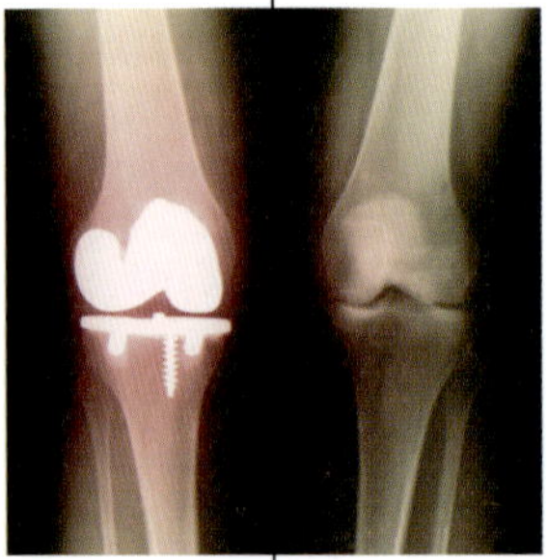

Une articulation flambant neuve

Il existe deux types de prothèse du genou. On peut remplacer entièrement l'articulation du genou ou bien ne mettre qu'une prothèse partielle à l'endroit où le cartilage est abîmé. Pour la hanche, il n'existe que des prothèses totales. 100 000 personnes sont opérées chaque année en France.

D'abord réparer…

À cause des déformations qu'elle entraîne, l'arthrose bouleverse l'axe qui existe entre les deux os. Au lieu d'être bien adaptés l'un à l'autre, ils ne sont plus correctement placés l'un par rapport à l'autre. C'est là qu'intervient le chirurgien. Il va réaxer correctement l'articulation. Ainsi l'évolution de la maladie va-t-elle être prévenue ou ralentie.

La réaxation du genou concerne les articulations douloureuses. C'est une opération possible chez les personnes âgées de moins de 70 ans. Les ligaments entourant l'articulation doivent bien fonctionner. Une opération chirurgicale de ce type permet de retarder la pose d'une prothèse de genou.

Pour l'articulation de la hanche, on peut opérer des personnes encore jeunes, âgées de moins de 50 ans. C'est courant pour soigner l'arthrose débutante. Une gêne seulement modérée est également une bonne raison d'opérer. Mais contrairement au genou, ce type de chirurgie n'empêchera pas la pose de la prothèse.

Ma prothèse, je la protège !

Juste après l'opération, le risque de phlébite (un caillot gêne la circulation veineuse) peut être évité en reprenant rapidement la marche. Pour éviter la luxation, les mouvements brusques de rotation vers l'intérieur sont interdits, surtout dans les 3 premiers mois suivants l'opération. Et à long terme, toujours consulter immédiatement le médecin en cas d'infection, même bénigne (dentaire, urinaire). Au fil du temps, il peut arriver que la prothèse se descelle : elle sort de son axe parce qu'elle n'est plus adaptée aux os qu'elle relie... mais cela on n'y peut rien !

... puis éventuellement remplacer l'articulation

Une opération de réaxation n'est pas toujours suffisante pour résoudre le handicap causé par l'arthrose. Il faut dans ces cas-là passer à un traitement plus radical : la pose d'une prothèse. Cette décision est prise par le chirurgien en fonction de l'importance de la douleur et de la gêne fonctionnelle. Les prothèses du genou et de la hanche sont les plus communes mais on voit apparaître aussi des prothèses des épaules et des chevilles. Plus rarement, on peut poser une prothèse de disque entre les vertèbres ou une prothèse de doigt.
L'usure du matériel est inéluctable, raison pour laquelle les prothèses doivent être remplacées. Les prothèses durent en moyenne 15 ans. Le changement de la prothèse quand elle vieillit est une opération identique à la première. Elle ne pose plus de problèmes comme c'était le cas auparavant, sauf si, bien sûr, l'état de santé du patient compromet l'intervention. Chez les personnes plus âgées, la décision est fonction de la mobilité de la personne, de son besoin de marcher, de sa tolérance à la douleur. Si l'opération n'est pas possible, canne ou fauteuil permettent de conserver une certaine mobilité.

Et pour l'arthrose de la main ?

La chirurgie est rare parce que la gêne ressentie au niveau de la main est jugée tolérable. Néanmoins, il faut y songer sérieusement dès que le traitement médical n'est plus efficace et que les infiltrations n'ont plus d'effet ni sur la douleur ni sur la gêne. Mais il faut se faire opérer rapidement avant que des déformations importantes ne s'installent et ne rendent l'intervention impossible. L'opération a pour but de remettre les os dans le bon axe et ainsi de diminuer les douleurs. La pose d'une prothèse, pour cause d'arthrose, est extrêmement rare.

PHYTOTHÉRAPIE ET COMPLÉMENTS, DES SOLUTIONS EFFICACES

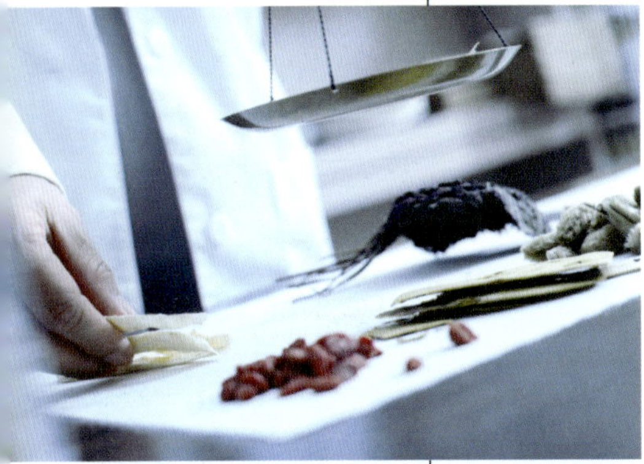

Plantes et médecine, une longue histoire

La phytothérapie fait partie de la médecine traditionnelle et non pas des médecines douces si souvent décriées. Les plantes utilisées depuis bien longtemps pour soigner les hommes, sont toujours au cœur de la médecine d'aujourd'hui.

En Chine, la pharmacopée fait appel à plus de 20 000 végétaux. Dans les montagnes sacrées d'Amazonie, on a découvert plus de 9 400 espèces végétales, dont 40 % ne sont pas connues dans le reste du monde. La phytothérapie utilise plus de 3 000 plantes… Cet inventaire chiffré a pour seul but de rappeler que la phytothérapie est une des plus anciennes médecines du monde. De nombreuses civilisations ont étudié les plantes afin de connaître leurs vertus thérapeutiques.

L'aspirine, une histoire de plantes

Hippocrate (460-377 av. J.-C.), fondateur de la médecine, prescrivait des tisanes de feuilles de saule pour calmer les douleurs. Le principe actif du saule blanc *(Salix alba)* est isolé en 1825 par un pharmacien italien, Francesco Fontana, qui le baptise « salicine ». Dans le même temps, un chimiste suisse, Karl Jakob Lowig prépare en 1835, à partir de la reine des prés *(Spirea ulmaria)* un composé identifié comme l'acide salicylique. C'est en 1897 que Felix Hoffmann, chimiste allemand, synthétise cet acide à partir de dioxyde de carbone, de phénol et de sodium. Ainsi est née l'aspirine, dont le nom rappelle le procédé chimique (acétylation), la plante qui lui a donné naissance *(Spirea)* et des remèdes semblables pour calmer la douleur (morphine). C'est ainsi qu'est née l'aspirine, de l'union d'une fleur et d'un arbre !

Cette connaissance empirique s'est transmise de génération en génération. Aujourd'hui, 80 % des habitants de la planète ne se soignent que par les médecines traditionnelles et l'Organisation Mondiale de la Santé encourage les gouvernements à développer le recours à la phytothérapie, afin de ne pas laisser s'étioler des connaissances ancestrales.

Les plantes, un modèle

Directement utilisées pour en extraire des principes actifs ou servant de modèles à la fabrication de molécules chimiques, les plantes constituent le socle sur lequel repose la pharmacopée moderne. 1 200 plantes sont inscrites à la pharmacopée française et 75 % des médicaments chimiques consommés en Occident sont fabriqués à partir de plantes. C'est le cas de la digitale qui a fourni les cardiotoniques, ou du pavot à l'origine de la codéine et la morphine. L'if, autrefois utilisé pour fabriquer un poison, a permis la découverte d'un anticancéreux, le taxol. Les plantes occupent donc bien une place de choix dans la médecine d'aujourd'hui ! Toutefois, l'utilisation directe des plantes a été délaissée au profit des médicaments chimiques.
La phytothérapie est aujourd'hui exclue de l'enseignement médical même si elle est officiellement reconnue par l'Académie de Médecine depuis 1987 et fait l'objet de nombreuses recherches scientifiques qui attestent de son efficacité.

Longtemps considérée comme un remède de grand-mère, la phytothérapie revient donc dans nos pharmacies sous forme de gélules, de pommade ou encore de gouttes...

Les préparations galéniques des plantes

La poudre totale cryobroyée : la plante entière séchée est broyée à –196 °C. La poudre obtenue est conditionnée en gélules.

L'extrait fluide : après macération de la plante dans de l'eau ou de l'alcool, la solution est évaporée jusqu'à obtention de la concentration voulue. On obtient ainsi des extraits fluides peu concentrés.

Le nébulisat (ou atomisat) : les parties actives de la plante sont mises à macérer dans de l'eau et de l'alcool. La solution est chauffée puis pulvérisée afin de recueillir les principes actifs sous forme de poudre qui est mise en gélules.

Les huiles essentielles sont obtenues par distillation avec de l'eau et utilisées en aromathérapie, une branche de la phytothérapie.

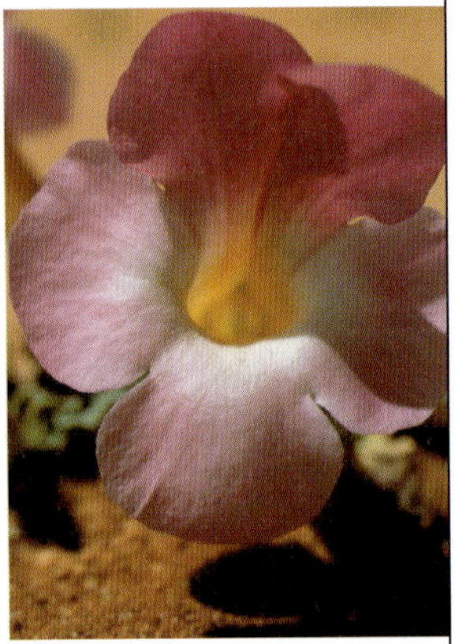

L'harpagophytum, une plante venue d'Afrique...

Anti-inflammatoires, antalgiques, infiltrations... ces remèdes contre l'arthrose sont parfois insuffisants ou deviennent inefficaces après une trop longue utilisation. Vers quelle substance se tourner quand la médecine moderne ne sait plus quoi faire ? La nature apporte une solution !

C'est dans les déserts d'Afrique du Sud, le Kalahari ou en Namibie que l'on trouve cette plante herbacée et rampante appelée *Harpagophytum procumbens.* Les jeunes pousses vont donner naissance à des fleurs rouge-violacées qui plus tard se transformeront en fruits. C'est d'ailleurs en référence à la particularité de ses fruits que l'harpagophytum est aussi connu sous le nom de « Griffe du Diable » : ils sont couverts d'excroissances acérées qui s'accrochent au pelage des animaux et les font se débattre violemment pour s'en défaire. Cette plante étonnante se réfugie sous la terre lorsque la pluie se fait trop rare : ses racines qui s'enfoncent jusqu'à 1 mètre lui permettent de se constituer des réserves conséquentes, en vue des périodes arides. C'est précisément toute sa

Quand l'harpagophytum se mesure à la chimie

En 2000, une étude scientifique a été conduite sur 122 personnes souffrant d'arthrose de la hanche et du genou. Pendant 4 mois, un groupe a pris 6 gélules de 435 mg d'harpagophytum par jour (groupe phytothérapie) et l'autre groupe 100 mg de diacerhéine, un anti-inflammatoire non stéroïdien spécifique de l'arthrose (commercialisé en France sous le nom de Art® ou de Zondar®). Les participants ignoraient quel traitement ils suivaient. Les résultats montrent que les douleurs ont autant diminué dans les deux groupes. Les patients du groupe phytothérapie utilisaient moins de médicaments antidouleur à la fin de l'étude que les autres. Ils souffraient également moins de diarrhées (8 %) que ceux qui suivaient le traitement anti-inflammatoire chimique (26 %).

richesse puisque l'harpagophytum y cache ses principes actifs. Ce sont les racines secondaires, pesant plusieurs centaines de grammes, qui en renferment le plus et sont aujourd'hui utilisées pour la préparation des gélules.

La Griffe du diable

Ce sont les Allemands qui ont rapporté la Griffe du diable en Europe, au début du XXe siècle. Des études scientifiques ont été réalisées tout au long de ce siècle et ont ainsi établi l'efficacité anti-rhumatismale de la plante. Des chercheurs ont isolé dans les racines les molécules les plus actives : l'harpagoside et l'harpagide. Ce sont des iridoïdes, une famille de substances chimiques à la structure particulière et aux propriétés anti-inflammatoires.

En 1970, leur rôle sur l'inflammation chronique est prouvé. Dans les années qui suivent, de nombreuses études sont réalisées pour tester l'efficacité de l'harpagophytum sur les symptômes de l'arthrose. L'amélioration de la douleur et de la mobilité est nette pour la majorité des patients (les résultats sont variables en fonction des études et des paramètres étudiés). Il a été ainsi retenu que la principale propriété de cette racine est l'effet anti-inflammatoire… et comme l'inflammation est la cause principale des phénomènes articulaires, l'harpagophytum est maintenant reconnu comme une plante à l'action antiarthritique et antirhumatismale.

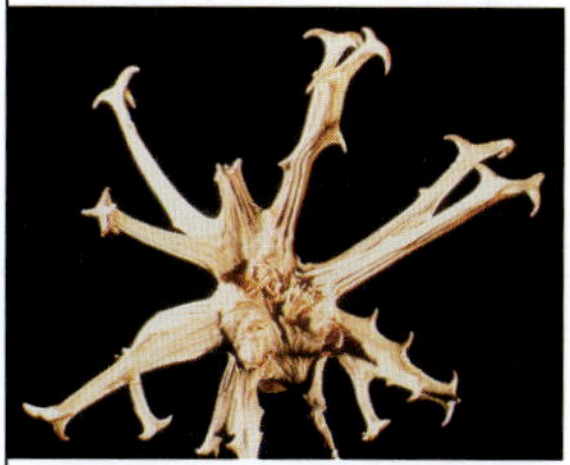

Des effets moins connus sur… l'appétit

L'harpagophytum est une plante qui se révèle très amère lorsqu'elle est préparée en décoction. Dans les années 1970, des études ont montré qu'utilisée sous cette forme-là, la griffe du diable a des effets sur les fonctions digestives et intestinales. Elle stimule l'appétit, atténue la dyspepsie (inconfort digestif après le repas) et soulage la constipation. C'est d'ailleurs l'une des indications pour lesquelles elle est prescrite en Allemagne.

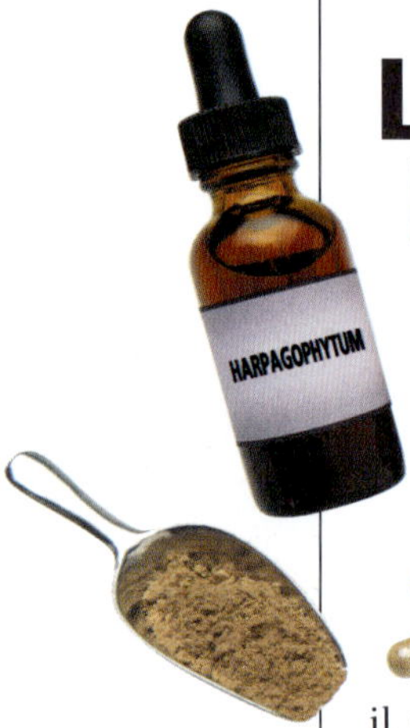

La plante qui soulage les articulations

Voici comment utiliser l'harpagophytum pour soulager la souffrance et récupérer de la mobilité.

L'harpagophytum permet de soulager tous les patients qui souffrent des articulations. Les personnes qui souffrent d'arthrose, d'arthrite comme celles qui ont de la polyarthrite rhumatoïde peuvent y avoir recours.

En fonction de l'intensité de la douleur, il peut être utilisé seul ou en complément d'autres traitements. La seule contre-indication formelle à l'utilisation de cette plante est la grossesse : l'harpagophytum déclenche des contractions de l'utérus qui risqueraient de provoquer un accouchement prématuré.

Pour soigner les crises aiguës

En cas de crise aiguë, lors de poussées de la maladie, il est très important de traiter l'inflammation et soulager les douleurs pour pouvoir continuer à bouger. L'immobilisation de l'articulation douloureuse favorise la destruction du cartilage… et ne fait qu'accélérer le processus que l'on croit enrayer par la mise au repos.

La posologie est de 6 gélules par jour, soit 2 gélules de 400 mg à chacun des principaux repas, pendant 2 semaines. On peut également associer d'autres plantes anti-inflammatoires comme **le saule** ou **la reine des prés** qui ont aussi des propriétés anti-inflammatoires et antidouleur reconnues dans le traitement des articulations.

L'harpagophytum peut également être pris en association avec des anti-inflammatoires chimiques si les manifestations de l'arthrose sont plus importantes.

En gouttes ou en gélules ?

La forme galénique la plus répandue est la gélule de poudre sèche (Arkogélules®). L'harpagophytum est également disponible sous forme de teinture mère. La posologie recommandée est alors d'une mesure 2 fois par jour dans un verre d'eau.

Demandez conseil à votre médecin ou à votre pharmacien pour adapter les posologies.

Un traitement de fond

L'harpagophytum peut être utilisé seul, à raison de 3 gélules de 400 mg avant chacun des 3 repas pour un traitement au long cours chez les personnes souffrant d'arthrose depuis plusieurs années et ayant besoin de soulager les douleurs quotidiennes. L'harpagophytum permettra également de diminuer le temps de dérouillage matinal et de rendre les articulations plus mobiles et fonctionnelles. Le traitement est pris par cures de 3 mois, entrecoupées d'une pause de 1 mois.

L'action anti-inflammatoire quotidienne agit aussi sur le processus d'inflammation chronique qui détruit le cartilage et fait progresser l'arthrose. Ce n'est pas le cas des anti-inflammatoires non-stéroïdiens qui traitent la douleur mais ont un effet nocif sur le cartilage à long terme, comme l'ont montré de récentes études menées sur des animaux.

Quel produit acheter ?

Il faut veiller à la qualité de la plante. En effet, il peut exister des « falsifications » : il s'agit d'un phénomène végétal qui peut faire confondre les racines principales et les racines secondaires. Une étude anatomique est nécessaire pour les différencier. Pour cette raison, l'utilisation des plantes végétales qui ont un rôle thérapeutique est soumise à une réglementation. Elle a pour but de garantir la qualité de la matière première. Puis des centres de recherche analysent et contrôlent ainsi la qualité des plantes. Une autorisation de mise sur le marché est ensuite délivrée, comme pour tout médicament. Le label pharmaceutique garantit la qualité du produit.

Aucun problème digestif

L'harpagophytum n'a pas d'effets secondaires sur l'appareil digestif. C'est un énorme avantage sur les traitements habituellement prescrits qui eux, peuvent entraîner des troubles digestifs importants. Ainsi les patients qui souffrent à la fois d'arthrose peu avancée et de troubles gastriques, ulcère ou autre, peuvent trouver une alternative inespérée dans ce traitement naturel.

Les plantes anti-inflammatoires

En phytothérapie, d'autres plantes aux vertus anti-inflammatoires sont indiquées pour traiter les troubles articulaires. Seules ou en complément de l'harpagophytum, elles agissent aussi sur la douleur et améliorent la mobilité.

Le curcuma *(Curcuma longa)*

Le curcuma est une plante asiatique. La partie active est le rhizome qui, séché puis broyé, donne une épice largement utilisée dans la cuisine orientale. Tout comme le gingembre, il stimule l'activité digestive et peut aussi contribuer à la lutte contre les microbes. Mais il a aussi des propriétés anti-rhumatismales, liées à son activité anti-oxydante : en piégeant les radicaux libres, il agit sur l'un des phénomènes principaux impliqués dans la destruction de l'articulation. Ses propriétés anti-inflammatoires puissantes en font un allié dans le traitement de l'arthrose, de l'arthrite et de la polyarthrite rhumatoïde.

Le saule blanc *(Salix alba)*

Cet arbre qui croît sur les sols humides d'Europe a depuis l'Antiquité été utilisé pour enrayer les refroidissements, les états grippaux et les articulations douloureuses. C'est l'écorce du saule blanc

Les troubles veineux qui accompagnent l'arthrose

Après plusieurs années, l'arthrose du genou s'accompagne souvent, en particulier chez la femme, de troubles de la circulation veineuse. Les plantes veinotoniques comme le marronnier d'Inde, la vigne rouge et le cyprès favorisent la circulation sanguine et sont prescrites pour soulager les symptômes de jambes lourdes. Le ginkgo, qui a la propriété de fluidifier le sang, est prescrit dans les risques de thrombose pour éviter qu'un caillot sanguin n'obstrue la veine.

Avocat et soja

Une synthèse des études menées sur les traitements utilisés en phytothérapie pour soigner l'arthrose montre que les extraits d'avocat et de soja ont une action bénéfique contre l'arthrose (*lire pages 60-61*). L'huile d'avocat et l'huile de haricot de soja contiennent, comme toutes les matières grasses, des substances appelées insaponifiables, parce qu'elles ne deviennent jamais solubles dans l'eau, même après un procédé chimique particulier. Deux études cliniques ont comparé pendant 3 et 6 mois l'efficacité d'un mélange d'extraits d'avocat (1/3) et de soja (2/3) par rapport à un placebo. L'extrait permet d'améliorer la mobilité articulaire de personnes souffrant d'arthrose de la hanche et du genou et de diminuer la prise de médicaments anti-inflammatoires.

qui apporte des composés ayant la propriété de se transformer en acide salicylique après digestion et absorption dans l'organisme. Son action anti-inflammatoire sur les articulations douloureuses est dénuée des inconvénients liés à l'aspirine au niveau digestif. En cas de crise aiguë d'arthrose, il est recommandé de prendre 2 gélules matin et soir, en plus du traitement à l'harpagophytum. Le saule blanc peut également être utilisé lors de crises de goutte.

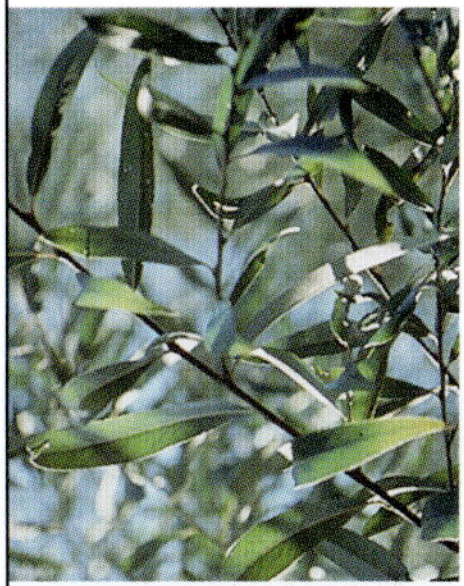

Le saule blanc

Le frêne *(Fraxinus excelsior)*

Arbre commun en Europe, ce sont les feuilles du « frêne élevé » qui sont utilisées en phytothérapie pour leurs propriétés anti-inflammatoires salicylées. Les tisanes sont également consommées pour favoriser l'élimination rénale de l'eau.

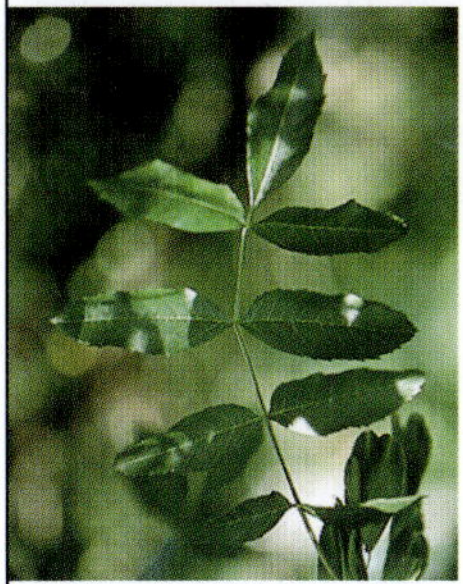

Le frêne

La reine des prés *(Filipendula ulmaria)*

Plante commune, on la trouve dans les prés, comme l'évoque son nom, le long des haies et des cours d'eau. Ses propriétés anti-rhumatismales sont contenues dans les fleurs de la plante fraîche, riches en composés salicylés (aspirine). Elle a aussi une action contre la cellulite, dans le traitement des œdèmes ou encore de la fièvre. Elle est particulièrement efficace pour lutter contre l'inflammation en association avec l'harpagophytum.

Massages aux huiles essentielles

Une crème à base d'huile essentielle de camomille *(Matricaria chamomilla)* appliquée en frictions locales donne un effet anti-inflammatoire, antalgique et décontracturant. Des frictions douces sur les articulations atteintes d'arthrose avec une lotion à base d'huiles essentielles de gingembre, de romarin, de marjolaine permettent également de soulager les douleurs.

Les plantes reminéralisantes

Grâce à des plantes aux vertus reminéralisantes, la phytothérapie peut aider à agir sur le phénomène central de l'arthrose: la destruction du cartilage.

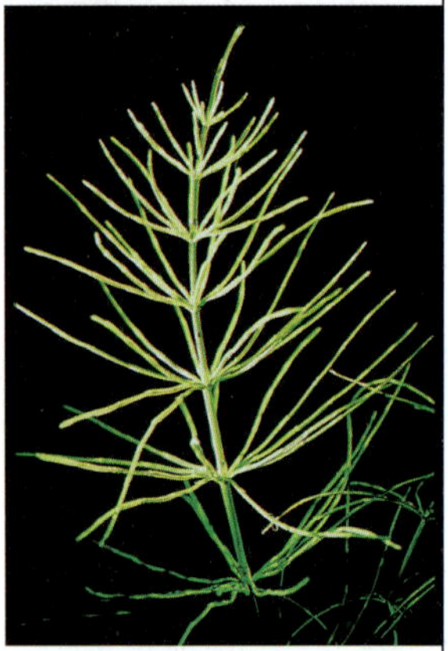

La prêle

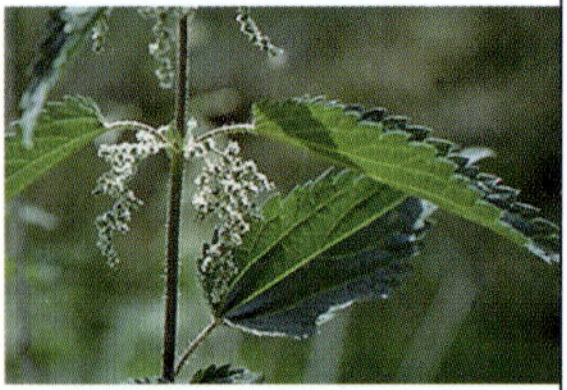

L'ortie

La prêle *(Equisetum arvense)*

La prêle n'est pas utilisée en phytothérapie pour des composés spécifiques mais parce que c'est une plante riche en minéraux, en particulier en silicium et potassium. Ses vertus reminéralisantes augmentent la synthèse du collagène, une substance essentielle dans la structure du cartilage. Elle contribue aussi à renforcer et réparer le squelette osseux. Sa richesse en silice permet d'éviter les carences qui sont très fréquentes avec l'âge. La prêle a également une action diurétique. On prendra 2 à 3 gélules par jour en association ou non avec de l'ortie. La prêle peut aussi être associée à l'harpagophytum. Également en infusion, de préférence le matin.

L'ortie *(Urtica dioica)*

Plus connue pour son action sur les phanères (elle est préconisée lors de chute des cheveux, et ongles cassants) l'ortie peut également être utile dans les maladies articulaires. Ses propriétés reminéralisantes et reconstituantes en font une plante intéressante dans le traitement de fond de l'arthrose. Ce sont des gélules fabriquées à partir de la partie aérienne de la plante, riche en fer et en silice, qui doivent être utilisées pour soigner les douleurs articulaires. Les racines d'ortie, qui contiennent d'autres substances sont, elles, utilisées pour soigner les troubles masculins liés à l'hypertrophie de la prostate. On prendra 3 gélules par jour. En infusion, il vaut mieux la consommer le soir.

Le lithothame *(Lithotamnium calcareum)*

C'est une petite algue qui fixe le calcium, le magnésium, le fer, ainsi que d'autres oligo-éléments. Quel intérêt pour des patients souffrant de pathologies ostéo-articulaires ? Les personnes qui ont des rhumatismes présentent souvent une acidité dans leur organisme, qui favorise la perte des minéraux. Le carbonate de calcium contenu dans le lithothame a comme propriété de neutraliser cette acidité. Autre particularité liée à la composition de cette algue : le magnésium permet d'augmenter sa biodisponibilité (capacité à être absorbée) dans l'intestin. C'est bien évidemment dans les fonds marins que l'on retrouve cette algue aux particularités si intéressantes.

Du gingembre pour le genou

Riche en antioxydants, le gingembre est traditionnellement utilisé pour soigner les rhumatismes dans les pays orientaux. Des médecins américains (université de Miami, Floride) ont mené une étude sur 261 personnes afin de prouver l'efficacité du gingembre sur l'arthrose du genou. Résultat : le gingembre diminue la douleur et il entraîne une baisse de la prise des médicaments. Son efficacité est liée à ses propriétés anti-inflammatoires. *Zingiber officinale* est surtout utilisé chez nous pour traiter le mal des transports, les nausées ou encore les digestions difficiles.

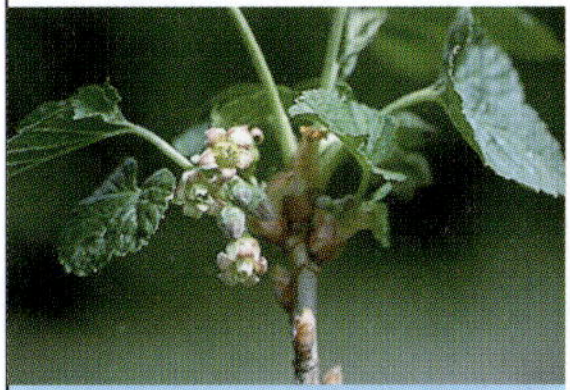

Les extraits végétaux riches en flavonoïdes : le cassis

Le cassis a des propriétés anti-inflammatoires et diurétiques, notamment par la présence de substances appelées flavonoïdes. Il est souvent conseillé en association avec l'harpagophytum, à raison de 2 gélules de chaque plante 3 fois par jour. Vous pouvez aussi trouver des flavonoïdes dans les agrumes, les baies, le thé vert, le vin rouge, les oignons, le chocolat noir et les fruits avec noyau. Il est bon de consommer un aliment riche en flavonoïdes par jour.

Les anti-arthrosiques d'action lente

Si on ne sait pas empêcher la destruction progressive du cartilage, il existe toutefois aujourd'hui certains médicaments qui ralentissent l'évolution de l'arthrose. On les appelle médicaments à action symptomatique lente ou médicaments d'action lente.

Les anti-arthrosiques d'action lente (AAAL) sont utilisés en « traitement de fond ». Leur but : réduire l'intensité des douleurs et la fréquence des « crises ». Ces médicaments n'agissent pas immédiatement mais seulement après plusieurs semaines (4 à 8 semaines). Leurs effets sont généralement rémanents, c'est-à-dire qu'ils perdurent un peu plus d'un mois après l'arrêt du traitement. L'avantage de ces médicaments est qu'ils ont très peu d'effets secondaires (au contraire des anti-inflammatoires non stéroïdiens) donc leur administration est possible sur de longue période. Ce qui est particulièrement intéressant pour une maladie comme l'arthrose. Les anti-arthrosiques d'action lente sont souvent issus de produits naturels. C'est le cas des trois médicaments anti-arthrosiques d'action lente les plus étudiés : les insaponifiables d'avocat/soja extraits des plantes du même nom et la chondroïtine et la glucosamine issues des invertébrés marins.

Les insaponifiables d'avocat/soja

Les propriétés anti-arthrosiques des extraits d'avocat/soja sont étudiées intensivement depuis une quinzaine d'années. Plusieurs études in vitro ont montré que ces extraits stimulaient la synthèse de protéoglycanes qui sont des éléments majeurs du cartilage. Les protéoglycanes ont notamment la capacité d'absorber les contraintes mécaniques au niveau d'une articulation. Les extraits d'avocat/soja ont également des propriétés anti-inflammatoires : ils diminuent la synthèse de cytokines pro-inflammatoires (Interleukine-6) et de prostaglandines E2. Plus récemment, des chercheurs de l'université de Liège (Belgique) ont observé que ces médicaments inhibaient l'action des cellules osseuses (les ostéoblastes) situées en dessous de l'articulation lésée. Dans l'arthrose, les ostéoblastes situés en dessous de l'articulation atteinte ont un comportement tout à fait anormal : ils produisent des médiateurs qui favorisent la destruction du cartilage. Les extraits d'avocat/soja permettent de normaliser le métabolisme des ostéoblastes, ce qui permet à l'articulation de mieux gérer les contraintes qu'elle supporte et de s'user moins vite. In vivo, les extraits d'avocat/soja ont permis d'améliorer la mobilité articulaire de personnes souffrant d'arthrose de la hanche ou du genou et de diminuer la prise de médicaments anti-inflammatoire (*lire encadré page 56*).

La glucosamine et la chondroïtine

La glucosamine, l'un des constituants essentiels du cartilage, est naturellement présente dans le squelette des invertébrés marins. Elle participe au fonctionnement des articulations en favorisant la production de cellules du cartilage telles que les protéoglycanes. Ses effets sur l'arthrose sont massivement étudiés (*lire page 62-63*). La chondroïtine, autre élément essentiel du cartilage, commence elle aussi à être très étudiée. Cette molécule empêche l'élastase, une enzyme qui détruit le cartilage, de fonctionner. Elle favorise aussi la synthèse du cartilage (*lire encadré*).

Le sulfate de chondroïtine

- favorise la synthèse des cellules du cartilage ;
- inhibe les enzymes responsables de la destruction ;
- favorise la circulation sanguine dans les tissus de l'articulation ;
- soulage la douleur articulaire ;
- réduit l'inflammation de la synoviale.

La glucosamine

Il y a quelques années, un chercheur américain a publié une étude portant sur l'efficacité étonnante d'une substance réparant le cartilage lésé dans l'arthrose: la glucosamine. Ce traitement est maintenant utilisé en France depuis quelques années.

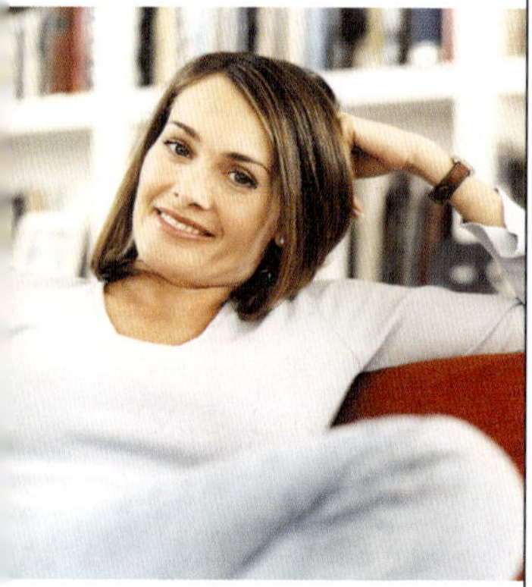

La glucosamine fait partie des molécules qui construisent la charpente du cartilage qui joue un rôle fondamental, en absorbant et en rejetant le liquide synovial contenu dans les articulations. La glucosamine agit à différents niveaux:

- elle stimule la synthèse du cartilage;
- elle agit contre l'inflammation;
- elle stimule les phénomènes de réparation.

Toutes ces actions contribuent à lutter de manière efficace contre les symptômes de l'arthrose et des articulations inflammatoires: douleurs, raideur, inflammation.

Des preuves scientifiques

De nombreuses études ont évalué l'efficacité de la glucosamine pour soigner l'arthrose depuis la fin des années 1960. La plus longue, donc la plus convaincante a été publiée en 2001 dans la célèbre revue médicale anglaise *Lancet*. Les chercheurs de l'université de Liège ont réparti 212 patients arthrosiques en deux groupes: le premier a reçu une dose quotidienne de 1 500 mg de sulfate de glucosamine pendant trois ans et le second un placebo. Les chercheurs ont pris ensuite des radiographies des genoux des patients lors d'un effort un an et trois ans après le début du traitement. Ils ont relevé une réduction importante de l'espace entre les os du genou chez les patients qui prenaient le placebo. Cette réduction de 0,31 mm témoigne de la progression de la maladie. Mais

cet espace est resté stable chez les patients traités à la glucosamine. Dans ce groupe, les symptômes se sont améliorés de 25 % en moyenne alors qu'ils s'aggravaient dans le groupe placebo.
Dans plusieurs études, la glucosamine a amélioré les symptômes de l'arthrose du genou, des vertèbres, des hanches et des épaules. Cette amélioration est constatée dès la fin d'un traitement de 6 semaines et confirmée 2 semaines après l'arrêt. À long terme, l'amélioration persiste chez les patients arthrosiques traités. Par ailleurs, et c'est loin d'être négligeable, les radiographies montrent que le processus de destruction du cartilage est stabilisé. La maladie ne progresse plus.
La glucosamine est bien supportée : quelques dérangements gastriques tels que des brûlures, douleurs ou diarrhée peuvent apparaître mais disparaissent à l'arrêt du traitement.

Mieux que les anti-inflammatoires

L'efficacité et la tolérance de la glucosamine ont été comparées à celles des anti-inflammatoires non stéroïdiens. La glucosamine paraît aussi efficace que l'ibuprofène donnés à la dose de 1,5 gramme par jour pour la première et 1,2 gramme par jour, pour le deuxième. Dans une autre étude, la glucosamine continuait d'agir plusieurs semaines après l'arrêt du traitement, contrairement à l'ibuprofène. Par ailleurs, la glucosamine était mieux tolérée que l'anti-inflammatoire avec moins d'effets secondaires.

Fin de galère pour la glucosamine

La glucosamine a longtemps été introuvable en France. Il fallait l'importer à prix d'or des États-Unis. C'est fini. Elle est désormais disponible en pharmacie (Chondro-Aid® par exemple), associée au lithothame, une algue marine antiacide et reminéralisante *(lire page 59)*.

Quelques précautions d'utilisation

Le sulfate de glucosamine a tout de même quelques contre-indications. Il ne faut pas en prendre lorsque l'on est diabétique. Le traitement impose une surveillance médicale en cas d'allergie aux fruits de mer. En effet, la glucosamine est souvent « enrobée » de carapace de crabe qui peut être source d'allergies.

Les antioxydants

De nombreuses substances antioxydantes, notamment des vitamines, ont prouvé leur efficacité dans le traitement de l'arthrose: elles permettent de ralentir la progression de la maladie.

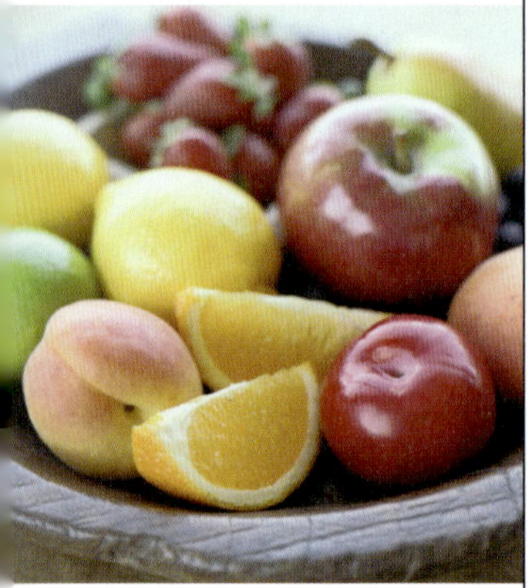

Dès que le cartilage commence à s'abîmer, se fissurer, le processus de destruction est favorisé par le phénomène inflammatoire qui en résulte. La maladie s'installe. Le seul moyen d'agir véritablement sur la maladie est de fournir à l'organisme des substances capables d'enrayer l'activité des enzymes destructrices. C'est le rôle des antioxydants, des substances fabriquées par le corps (glutathion) ou apportées par l'alimentation (vitamines C et E, sélénium, caroténoïdes) pour protéger les cellules du vieillissement. Certaines agissent de manière particulièrement efficace sur les articulations.

La vitamine C

La *Framingham Osteoarthritis Cohort Study*, une étude américaine regroupant 640 personnes, a montré que la vitamine C protège de l'arthrose. Les participants ont rempli

Le rôle du sélénium

Le sélénium est un minéral qui se trouve dans le sol et que nous ingérons via les fruits et légumes que nous consommons. Puissant antioxydant, il est stocké dans les muscles et le foie et joue un rôle essentiel dans l'organisme. Malheureusement les taux sanguins diminuant avec l'âge et nous, Français, sommes assez mal lotis puisque notre sol est particulièrement pauvre en sélénium. Il est pourtant indispensable à la fabrication de certaines substances du cartilage. Un déficit en sélénium entraîne une altération de ces cellules et par répercussion un manque de collagène dans le cartilage. Un contexte propice à la progression de la maladie.

des questionnaires sur leur régime alimentaire et leur consommation de compléments. Les chercheurs ont suivi l'évolution des articulations de leurs genoux pendant environ 10 ans. Chez les personnes qui consomment le plus de vitamine C, entre 152 et 430 mg par jour, soit jusqu'à 4 fois plus que l'apport conseillé en France pour un adulte, l'arthrose progresse 3 fois moins vite que chez les personnes qui en consomment le moins. Pour obtenir 430 mg de vitamine C par jour, il faut prendre un complément alimentaire. En juillet 2003, Niels Jensen, un médecin généraliste de Copenhague a montré que des comprimés quotidiens de 2 g de vitamine C réduisent la douleur et améliorent la mobilité des personnes souffrant d'arthrose du genou ou de la hanche. 133 personnes ont pris la vitamine C puis le placebo (ou l'inverse mais sans le savoir) sur 2 périodes de 15 jours.

La vitamine E

Plusieurs études scientifiques ont montré, depuis 1978, que des suppléments de vitamine E permettent de soulager la douleur et de réduire la prise de médicaments. Cependant, d'autres études, plus récentes n'ont pas trouvé de bénéfice. La vitamine E est probablement plus efficace lorsqu'elle est associée à d'autres antioxydants comme la vitamine C, les caroténoïdes et le sélénium. C'est en tout cas ce que suggère une étude récente chez l'animal : un complément alimentaire apportant ces antioxydants a permis de prévenir l'arthrose chez des souris génétiquement fragiles sur le plan ostéoarticulaire.

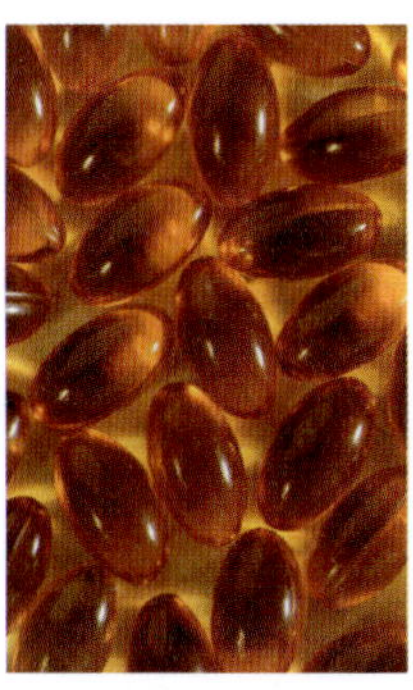

Radicaux libres, antioxydants… de quoi s'agit-il ?

L'oxygène est le principal carburant du corps humain …et paradoxalement aussi la principale cause de son vieillissement. L'utilisation de l'oxygène par les cellules génère des déchets, les fameux radicaux libres, toxiques pour l'organisme. La pollution, le tabac sont également sources de radicaux libres qui modifient le code génétique des cellules, et altèrent leur bon fonctionnement. Pour s'en protéger, l'organisme fabrique lui-même des enzymes capables de les neutraliser. Il a également recours à des substances antioxydantes qu'il puise dans l'alimentation. Si ces réserves antioxydantes ne sont pas suffisantes, les radicaux libres s'accumulent et contribuent à la destruction des cellules.

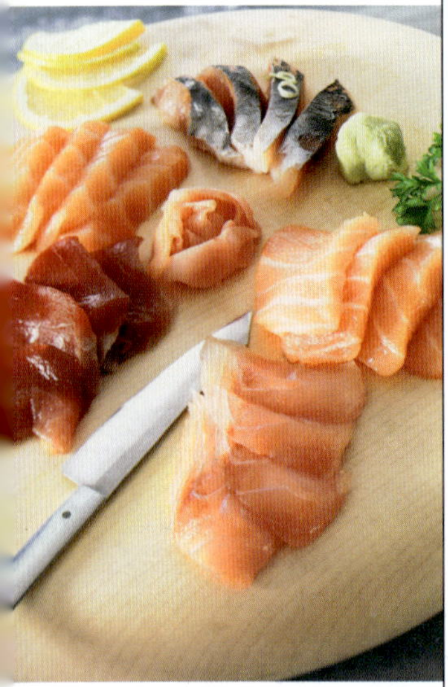

Oméga-3: des huiles de poisson pour combattre l'inflammation

Les huiles des poissons gras sont riches en graisses oméga-3 qui ont une activité anti-inflammatoire maintes fois prouvée.

Sur la piste des Esquimaux

Le premier rapport sur l'intérêt médical de l'huile de foie de morue a été publié dans le *London Medical Journal* de... 1783 ! Plus récemment, en 1980, des chercheurs danois se sont rendus compte que les maladies inflammatoires (articulaires et cardiovasculaires en particulier) sont infiniment plus rares chez les Esquimaux que dans le reste du monde. C'est l'alimentation qui a mis les scientifiques sur la bonne voie: les Esquimaux sont les plus grands consommateurs de poissons gras. Ces animaux apportent des graisses d'un genre particulier qu'on appelle oméga-3. Les oméga-3, lorsqu'on les avale, donnent naissance dans l'organisme à des substances qui découragent les inflammations. D'où l'idée de donner des huiles de poisson pour traiter les maladies inflammatoires.

Depuis, de nombreuses études cliniques ont prouvé l'efficacité des huiles de poisson pour soigner les maladies articulaires inflammatoires, en particulier l'arthrite rhumatoïde, mais aussi l'arthrose et l'arthrite psoriasique. Les résultats montrent que les malades qui prennent quotidiennement des gélules d'huile de poisson (généralement 3 g/jour pour l'arthrite rhumatoïde) ont moins de douleurs aux articulations touchées et peuvent mieux bouger après 3 mois de traitement que ceux qui prennent un placebo.

Où acheter des huiles de poisson ?

Les huiles de poisson sont vendues sous forme de compléments alimentaires ou de médicaments en pharmacie (capsules, gélules). Ces huiles sont parfaitement assimilées par l'organisme. À prendre de préférence le soir, les cellules se régénérant pendant la nuit. Demandez conseil à votre pharmacien.

Protéger le cartilage

Les oméga-3 permettent de ralentir, voire de stopper, l'activité des cellules impliquées dans les processus d'inflammation et de destruction du cartilage. En limitant la destruction du cartilage, l'évolution de la maladie peut être atténuée et les articulations préservées plus longtemps. En 1989, la première étude sur l'arthrose a montré que 10 ml d'huile de foie de morue par jour apportent une amélioration de la mobilité et des douleurs après 6 semaines de traitement. Il est intéressant de relever que dans cette étude, l'huile d'olive (également anti-inflammatoire) a obtenu des résultats similaires. Si les études sur les oméga-3 ont plutôt été conduites chez des personnes souffrant d'arthrite rhumatoïde, les résultats obtenus ainsi que les connaissances plus récentes sur le mode d'action même des acides gras oméga-3 sur le cartilage montrent que les personnes qui ont de l'arthrose peuvent aussi bénéficier de ce traitement.

D'où viennent les oméga-3 ?

Les graisses oméga-3 sont apportées par l'alimentation : on les trouve d'abord dans les noix, les graines de lin, les légumes verts, les huiles de colza et de noix. Mais aussi dans les produits animaux nourris au lin (œufs, certaines viandes) et dans les poissons gras (saumon, hareng, sardine, maquereau). Le régime alimentaire actuel en apporte de moins en moins en raison de la consommation massive d'une famille de graisses antagoniste et pro-inflammatoire, les oméga-6, que l'on trouve dans les huiles de tournesol et de maïs, et dans la chair d'animaux nourris au maïs. Le régime moderne, pauvre en oméga-3, surchargé en oméga-6, favorise les maladies inflammatoires.

Pour prévenir les maladies cardiovasculaires aussi !

Les oméga-3 sont très étudiés, et employés, dans la prévention de l'infarctus. En effet, ils font baisser le niveau de triglycérides sanguins (un facteur de risque cardiovasculaire) et ils fluidifient en même temps le sang. Depuis le début des années 1990, de très nombreuses études ont montré que les personnes cardiaques qui consomment plus de corps gras riches en oméga-3, soit sous forme d'huile ou de margarine de colza, soit sous forme de poisson, soit sous forme de capsules d'huiles de poisson, diminuent leur risque d'infarctus.

LES CURES THERMALES

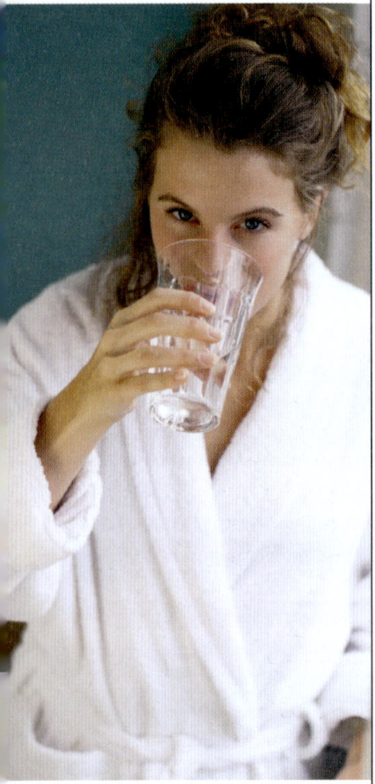

Le curiste

La cure thermale n'est plus un phénomène de mode. Ses bienfaits au niveau de la santé sont désormais reconnus. Et le corps médical l'utilise donc comme moyen thérapeutique à part entière. Tant mieux pour le patient car c'est bien agréable !

Une cure thermale est un ensemble complexe dédié à l'harmonie et au calme. Le traitement ne réside pas seulement dans les soins... mais également dans une démarche environnementale et humaine. La nature, l'architecture et la décoration intérieure sont des petits détails importants. Ils prolongent l'ambiance « zen » distillée par le personnel soignant. De l'accueil aux loisirs, le dialogue est vital pour permettre au curiste de se sentir à l'aise. Il est important de faire une cure plusieurs années de suite pour bénéficier de ses bienfaits. Le plus souvent, une cure de trois semaines est répétée trois années de suite. La station est choisie en fonction de la maladie du patient, des spécificités de traitement du centre thermal et de la localisation géographique, facile d'accès pour le malade.

Concrètement, comment ça se passe ?

Le curiste aura sur place un planning comportant les horaires de ses soins : bains, douches, massages, applications de boues, séances de rééducation, etc. Ces soins pouvant être fatigants, la journée est donc organisée de manière à ce que le curiste ait du temps pour se reposer.

En plus de ces soins, il est recommandé de boire suffisamment et régulièrement au cours de la journée pour bénéficier au maximum des bienfaits de l'eau thermale.
Le thermalisme est reconnu comme une ressource médicale à part entière pour lutter contre la maladie. La Sécurité Sociale prend donc les cures thermales en charge. Une condition : la pathologie dont vous souffrez doit entrer dans la liste des affections pour lesquelles on peut espérer une amélioration thérapeutique. C'est le cas bien sûr de nombreux rhumatismes, et plus particulièrement de l'arthrose.

Vaincre les névralgies

Les névralgies sont des douleurs d'origine neurologique : elles sont liées à la compression d'un nerf par les déformations osseuses, notamment les « becs de perroquets », qu'entraîne l'arthrose. Les bains chauds et les applications de boues très chaudes proposés par les centres de thermalisme sont très adaptés à ce type de manifestations.

Des eaux thermales pour tous les goûts !

- Les eaux sulfurées ont une action contre les rhumatismes. Elles luttent aussi contre les bactéries au niveau des muqueuses respiratoires.
- Les eaux sulfatées agissent sur les reins, le tube digestif, le foie, la vésicule biliaire.
- Les eaux chlorurées, proches de l'eau de mer, sont intéressantes pour la rééducation fonctionnelle des articulations après une opération ou en cas d'accident. Elles sont aussi utilisées dans les troubles nerveux ou gynécologiques.
- Enfin, les maladies cardiovasculaires et dermatologiques sont améliorées grâce aux eaux bicarbonatées, tout comme les allergies !

Depuis l'Antiquité…

Les vestiges des thermes romains témoignent de l'utilisation du thermalisme depuis l'Antiquité. Toutefois, c'est en 1604, sous le règne d'Henri IV qu'est édictée la première *Charte des eaux thermale*s en France. Au XVIIIe siècle, les eaux de sources sont analysées et classées selon leurs propriétés. Pour être exploitée comme eau thermale, une eau de source doit aujourd'hui faire l'objet d'une autorisation délivrée par le Ministère de la Santé, qui sollicite pour cela l'avis de l'Académie nationale de Médecine.

Les stations thermales des rhumatismes

Aix-les-Bains, Ax-les-Thermes, Bagnères-de-Bigorre, Balaruc, Bourbonne-les-Bains, Dax, Digne-les-Bains, Gréoux ou encore Vichy sont, parmi d'autres, des stations thermales spécialisées dans les rhumatismes.

Les bienfaits pour les rhumatismes

Les boues thermales et les eaux sont utilisées à une température élevée pour soulager la douleur et la raideur articulaire. C'est la chaleur, associée aux minéraux, qui permet une action bénéfique.

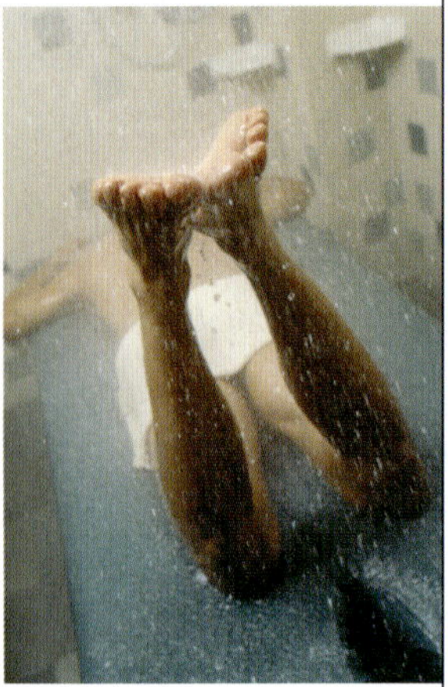

De tous les rhumatismes articulaires, c'est l'arthrose qui bénéficiera le plus d'une cure thermale. Le but de la cure est de soigner la douleur et de récupérer une meilleure mobilité des articulations. Les bains et les boues à base d'eau thermale chaude diminuent les manifestations gênantes de la maladie. Ils diffusent leur chaleur au corps et favorisent la relaxation des muscles. La chaleur a également la propriété de diminuer les douleurs et d'améliorer la circulation locale. La vitalité des tissus qui servent de soutien et de charnière entre les différents éléments (muscles, cartilage) autour des articulations est aussi stimulée. Renforcés grâce aux bains et aux boues, les tissus périphériques peuvent alors pleinement jouer leur rôle et soulager les articulations.

3 semaines de cure, 6 mois de bienfaits

Une étude française réalisée en 1997 à Vichy a montré qu'une cure thermale de 3 semaines permet de diminuer les douleurs articulaires et les doses de médicaments anti-inflammatoires des personnes souffrant d'arthrose de la hanche, du genou ou du dos (lombaires) pendant les 6 mois suivants. La mobilité et la qualité de vie sont améliorées, tout comme la mobilité. En 2002, une étude allemande a montré que les bains à l'eau sulfurée ont également permis, chez 19 personnes souffrant d'arthrose, de réduire la progression de la maladie.

On peut choisir de prendre soit des bains soit des douches, ou encore de les conjuguer. Les centres de thermalisme proposent également des massages grâce à des flux puissants d'eau thermale orientés vers le corps. Le programme de cure comprend également des séances de kinésithérapie, pour entretenir la motricité des articulations. Une cure thermale est aussi l'occasion de suivre un régime diététique, la surcharge pondérale étant un facteur aggravant de l'arthrose.

Et les autres rhumatismes ?

Les médecins se sont longtemps posé la question de l'efficacité des soins thermaux sur les rhumatismes inflammatoires. Le traitement s'avère judicieux chez certaines personnes seulement. Chez celles qui souffrent d'une polyarthrite des extrémités, la mobilisation dans une ambiance de vapeurs thermales peut aboutir à une récupération parfois étonnante ! Mais il faut avouer que les résultats sont moins bons sur les personnes souffrant de maladies rhumatismales articulaires d'origine inflammatoire (comme la spondylarthrite ankylosante, les arthrites microbiennes). Ils sont moins constants que pour l'arthrose. Les cas de goutte, de psoriasis, pouvant être responsables de rhumatismes, sont soignés dans certaines stations thermales. Pour toutes les maladies, il est contre-indiqué de faire une cure thermale lors d'une poussée inflammatoire de la maladie.

La boue…

Les articulations arthrosiques sont enduites d'une couche épaisse de boue que l'on laisse poser quelques dizaines de minutes. La boue maintient une chaleur supérieure de 10 à 20° à la température corporelle. Le but est de permettre les échanges de minéraux (calcium et oligo-éléments), la pénétration des substances biologiques. Le type de substances dépend du type d'eau. Exemple typique : les algues, aux bienfaits désormais reconnus, dans les stations près de l'océan. Cette utilisation de boue s'appelle « l'illutation ».

La kiné, un complément indispensable

La rééducation est un complément essentiel à la cure. Le kinésithérapeute manipule les membres touchés par les rhumatismes : il réalise lui-même des mouvements pour faire travailler en douceur l'articulation. Ensuite, c'est la personne elle-même qui réalise des mouvements de manière active afin de faire travailler ses articulations.

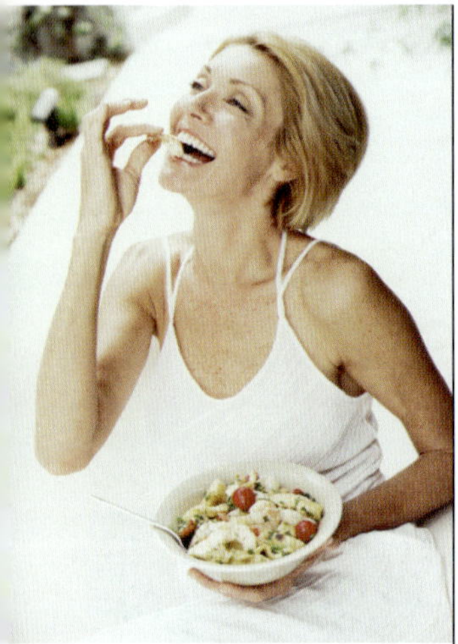

PROGRAMME SANTÉ
POUR LES ARTICULATIONS

Le moment est venu de changer d'alimentation

L'alimentation d'une personne qui souffre d'arthrose ou d'arthrite doit être adaptée à son état. Elle différera forcément un peu d'une personne en bonne santé. Mais les efforts à faire ne sont absolument pas surhumains.

Votre mission : contrôler votre poids si vous avez quelques kilos de trop, construire un environnement anti-inflammatoire, renforcer les défenses antioxydantes, renforcer os et articulations. Voyons ceci en détail.

Contrôler son poids

L'un des moyens les plus efficaces pour contrôler son poids, c'est de ne manger que pour une bonne raison : lorsqu'on a faim. Encore faut-il ne pas avoir faim tout le temps. On peut faire 3 à 5 repas par jour, selon l'âge (5 repas si l'on est âgé). Pas plus. Pour éviter de grignoter entre les repas, il faut mettre au repos les sensations de faim. Celles-ci dépendent en grande partie d'une hormone appelée insuline, qui est fabriquée par le pancréas lorsqu'on mange et qui a pour rôle de faire passer le sucre, apporté par les aliments, dans les tissus où il sera utilisé comme source d'énergie. Plus il y a de sucres rapides dans le repas, plus on sécrète d'insuline. Ce pic d'insuline a deux conséquences : d'une part, il fait chuter le sucre sanguin,

Huiles : faites des économies

On trouve dans les rayons des huiles dites mixtes, volontiers promues pour leurs effets favorables à la santé. Elles sont plus chères, mais tiennent-elles leurs promesses ? En réalité ces huiles sont, comme les huiles de tournesol et de maïs, déséquilibrées au profit des oméga-6. Vous ferez des économies en préférant l'huile de colza, parfaitement équilibrée, et qui est aussi la moins chère du marché.

ce qui entraîne en réaction une sensation de faim. D'autre part, il augmente la synthèse d'un messager chimique du cerveau, l'adrénaline, qui déclenche l'appétit. Dans tous les cas, les sucres rapides conduisent au grignotage. Pour l'éviter, les chercheurs conseillent d'abord de manger globalement un peu moins de céréales et de pommes de terre (principaux pourvoyeurs de sucres rapides) que vous ne le faisiez jusqu'ici. Vous consommiez 2 tranches de pain au petit-déjeuner ? Éliminez-en une. Vous pouvez compenser la baisse de calories par un peu plus de protéines végétales (soja, quinoa) et de graisses (jusqu'à 40 % de l'apport calorique).
Ensuite, remplacez systématiquement les sources de sucres rapides (corn flakes, pain blanc, viennoiseries, chips, frites, riz blanc, crackers, barres chocolatées, sodas, confiseries) par des sucres lents (flocons d'avoine, pain complet, pâtes, riz complet, amandes, noix, noisettes).

Construire un environnement anti-inflammatoire

Pour cela, les graisses sont la voie royale. L'objectif est de limiter les graisses saturées (beurre, crème fraîche), d'introduire l'huile d'olive monoinsaturée, si vous n'en consommiez pas, et surtout de rétablir la parité entre les graisses de la famille oméga-6 et celles de la famille oméga-3. Pour cela, adoptez les huiles de colza ou de noix, éliminez celles de tournesol, maïs, pépin de raisin. Vous pouvez utiliser en alternance olive et colza pour l'assaisonnement, l'olive pour la cuisson. Parallèlement, vous pouvez consommer chaque jour quelques noix ou des graines de lin, et 2 à 3 fois par semaine des poissons gras (pas de cuisson agressive : vapeur, bain-marie, poché) en évitant de manger trop souvent du thon, source de mercure. Vous pouvez aussi prendre en cure des capsules d'huile de poisson.

Faux sucres lents

Le pain et les pommes de terre sont souvent présentés, y compris dans le milieu médical, comme des sucres lents. Rien n'est moins vrai. Ces aliments ont un index glycémique élevé : cela signifie qu'ils libèrent brutalement pendant la digestion leur contenu en sucre, ce qui entraîne une montée rapide du sucre sanguin. Ce sont de vrais sucres rapides. Si vous ne pouvez pas vous passer de pommes de terre, consommez-les de préférence entières qu'en chips : elles sont moins glycémiantes. Le pain qui a le profil le plus favorable est le pain de seigle complet au levain, pas très facile à trouver.

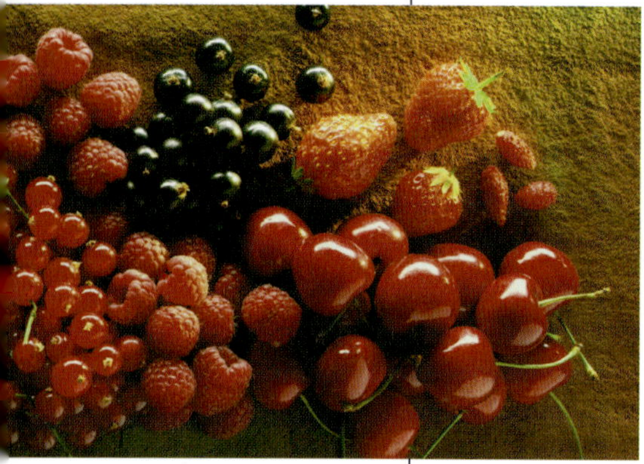

Des légumes et des fruits contre l'arthrose

Votre santé, pas seulement celle de vos articulations, dépend des antioxydants. Alors, agissez en conséquence.

Plus de vitamines

Les antioxydants sont des substances qui neutralisent des particules très agressives appelées radicaux libres, responsables du vieillissement. Nous dépendons d'eux à chaque seconde et encore plus lorsque les articulations souffrent, parce que les radicaux libres sont alors très nettement augmentés. Les chercheurs savent très bien mesurer dans le plasma notre capacité à neutraliser les

Les limites de l'alimentation

Normalement, l'alimentation devrait nous apporter suffisamment d'antioxydants. Pourtant, les enquêtes alimentaires montrent qu'une part importante de la population, même bien nourrie, n'en reçoit pas assez. Une enquête sur 13 000 Français fait apparaître un risque de déficit en vitamines C et E qui concerne plus d'une personne sur trois. Situation similaire pour les minéraux antioxydants. Selon une étude de 1991, plus de 80 % des Français ne reçoivent pas les apports conseillés en zinc. Une femme a chaque jour besoin de 50 à 70 microgrammes (mcg) de sélénium. Mais en réalité, l'alimentation n'en fournit pas plus de 40 mcg.

radicaux libres. Les personnes qui mangent le plus de fruits, de légumes et d'aliments complets riches en antioxydants (vitamines C, E, caroténoïdes, polyphénols) ont la capacité antioxydante la plus forte. Chez eux, le processus de vieillissement général, et celui du vieillissement articulaire sont freinés.

Pour faire comme eux, vous devez idéalement consommer chaque jour 5 à 10 portions de fruits et légumes, si possible riches en antioxydants. C'est le cas des petits fruits (groseilles, mûres, framboises, fraises, myrtilles), des raisins, oranges, clémentines, pamplemousses, citrons, prunes, dattes, ananas, kiwis. Chez les légumes, des concentrations élevées sont trouvées dans le chou rouge, les poivrons, le persil, l'artichaut, les épinards. Les noix sont une excellente source d'antioxydants.

Plus d'enzymes de phase 2

Qu'es aco ? Ces enzymes très peu connues du corps médical existent pourtant dans nos cellules. Leur fonction ? Éliminer toutes les substances toxiques de l'alimentation, comme les pesticides. Mais ces enzymes ont aussi une fonction antioxydante mise seulement en évidence par les chercheurs au début des années 2000. Ces enzymes viennent donc compléter la protection offerte par les antioxydants classiques comme la vitamine C. Leur avantage : elles peuvent fonctionner en permanence à condition que vous leur apportiez régulièrement des substances très particulières de l'alimentation, qui les « activent ». On les trouve dans tous les légumes crucifères *(lire encadré)* mais aussi dans le gingembre, la carotte, le céleri, l'asperge, les oignons verts, le poireau, la laitue et les épinards.

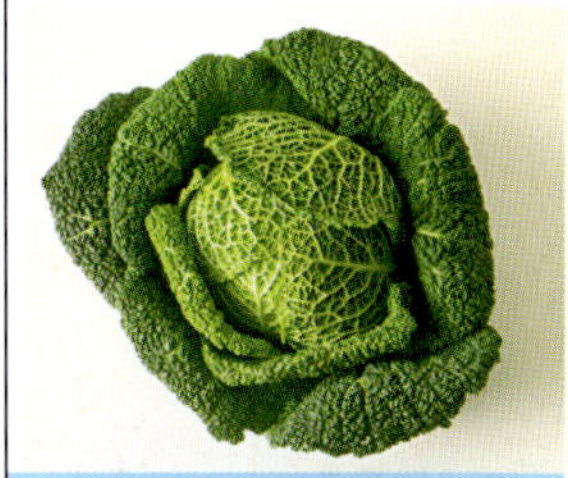

Les crucifères

La famille du genre *Brassica* comprend 400 membres, dont les plus connus sont : chou-fleur, choux rouge et blanc, chou de Bruxelles, chou chinois, chou frisé, chou romanesco, chou-rave, brocoli, radis, radis noir, navet, rutabaga, raifort, cresson, colza et moutarde. « Le chou n'était consommé ni par les Hébreux, ni par les Égyptiens, raconte Jed Fahey (université Johns Hopkins, Baltimore, Maryland). En revanche, il figure au menu des Grecs et des Romains. Caton conseillait de manger du chou pour prévenir les maladies chroniques. Il leur attribuait l'existence de ses 28 fils. » Au XVIIe siècle, le chou fermenté s'embarque sur les navires car on a découvert qu'il prévient le scorbut. Aujourd'hui, les crucifères figurent parmi les dix familles de plantes les plus cultivées au monde.

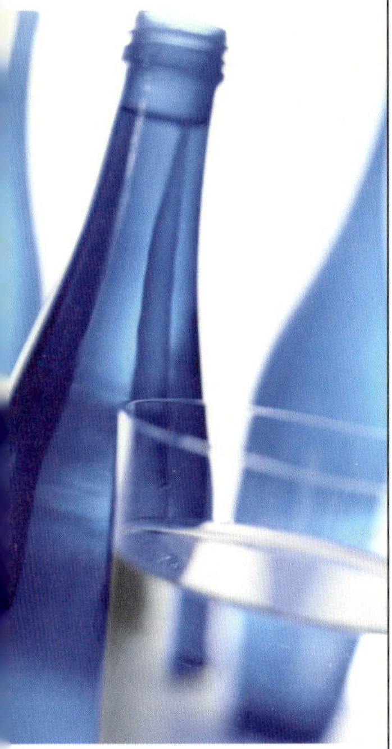

Les minéraux indispensables

Pour renforcer vos os et vos articulations, il faut manger du calcium. Mais ce n'est pas suffisant.

Le calcium bien sûr

Le calcium est nécessaire à la bonne constitution du squelette osseux. En effet, le calcium, associé au phosphate, se fixe sur les os : il assure une bonne densité de l'os et il garantit ainsi sa solidité. Or le métabolisme de l'os est perturbé dans les maladies articulaires. D'où l'intérêt de veiller à tout ce qui peut le renforcer.

De plus, le calcium, associé à la vitamine C, paraît très intéressant dans le traitement de l'arthrose. Une étude publiée en 2003 a trouvé qu'un supplément quotidien d'un gramme d'ascorbate de calcium (un sel de calcium riche en vitamine C) réduit les douleurs de l'arthrose du genou après seulement deux semaines de traitement.

Le calcium est très souvent recherché dans le lait. Mais attention, le lait ne doit pas être notre source exclusive car ses protéines provoquent parfois des allergies et ses graisses sont mauvaises pour les artères. On peut manger des yaourts, et certains fromages de chèvre ou de brebis.

Prémonition

En 1968, les Américains Aaron Wachman et Daniel Bernstein ont les premiers émis l'hypothèse que le calcium osseux est utilisé par l'organisme pour neutraliser l'excès de charge acide apporté par l'alimentation. Ils écrivaient de manière prémonitoire : « Il peut être intéressant de diminuer la perte osseuse par une alimentation qui favorise les « cendres alcalines ». Un régime de ce type mettrait l'accent sur l'ingestion de fruits, légumes, protéines végétales et une quantité modérée de lait. »

Les sardines avec arêtes, les agrumes, les amandes, les poissons et fruits de mer, les choux, les olives, les raisins secs et les baies, les légumes crucifères (brocoli, chou de Bruxelles, chou frisé, chou Chinois) sont également de bonnes sources de calcium. Ainsi, 100 g de chou chinois apportent à l'organisme plus de calcium qu'un verre de lait. Certaines eaux minérales (Quézac, Hépar, Talians, Badoit, Contrex) représentent un apport majeur de calcium si elles sont consommées en quantité suffisante : 1,5 à 2 litres par jour.

L'équilibre acide-base

L'alimentation fournit des ions hydrogène et sulfates (acides) ou bicarbonates (basiques). Selon que les premiers prédominent ou pas, le sang est plus ou moins acide. Lorsqu'il est trop acide, le corps puise dans le calcium osseux pour neutraliser l'excès d'acidité. Le régime alimentaire en vigueur depuis le néolithique, riche en céréales, laitages, sel et sucre est fortement acidifiant. À l'inverse, une alimentation riche en végétaux, qui apportent du potassium (charge basique) met à l'abri de l'acidité et permet une meilleure densité osseuse. Il est donc important de se mettre à l'abri de l'acidose. C'est notamment le cas chez les personnes qui souffrent d'inflammations articulaires. Une étude a montré que l'inflammation s'accompagne d'acidose au niveau des articulations. En fait, plus la maladie est avancée, plus l'équilibre acide-base est perturbé.

On rétablit l'équilibre acide-base en consommant un peu moins de céréales, de laitages, de sel et de sucre, et un peu plus de fruits et légumes, fruits secs, oléagineux secs. On peut aussi compléter par des capsules de bicarbonate de potassium que l'on trouvera en vente libre en pharmacie (Potensium®).

Qu'est-ce qui fait qu'on fixe plus ou moins bien le calcium ?

Les besoins de l'organisme : plus ils sont élevés (croissance, grossesse, allaitement) plus le calcium alimentaire est retenu ;

La dose : on assimile mieux le calcium lorsque les doses sont fractionnées au long de la journée ;

Les vitamines D et K améliorent l'absorption et la rétention du calcium ;

Les sels de potassium, les fruits et légumes apportent une charge basique nette qui limite les fuites de calcium osseux ;

Les exercices physiques : ceux qui exercent un stress physique sur l'os (musculation, danse) réduisent la perte de calcium ;

Le tabac, la caféine, l'alcool, le sel, l'excès de protéines animales, certains médicaments (corticoïdes) favorisent la fuite de calcium.

Le sport

Le sport n'est pas l'ennemi de l'arthrose, loin de là ! Il est même indispensable de pratiquer une activité physique quand on a de l'arthrose… mais modérément !

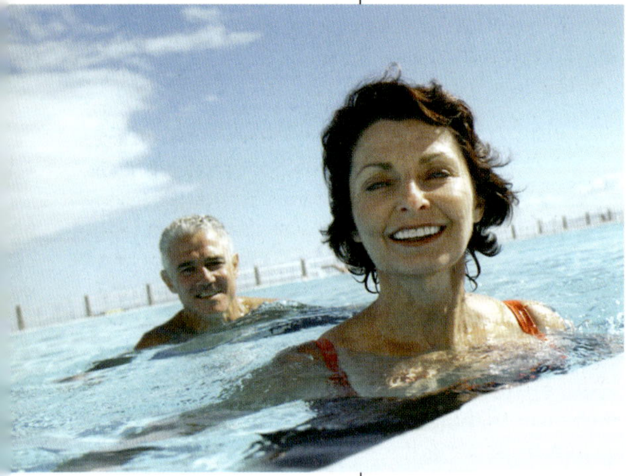

Il est important de faire du sport pendant toute sa vie et l'arthrose ne doit pas empêcher de poursuivre une activité physique. Au quotidien, il faut absolument continuer à marcher, se forcer à faire de l'exercice, même lorsque les articulations sont douloureuses. Le tout est d'adapter l'intensité et la durée de l'effort à l'état de ses articulations.

Le sport est nécessaire : il permet de préserver la bonne mobilité des articulations atteintes, d'entretenir la force musculaire et les tendons qui entourent l'articulation. L'activité physique stimule aussi la vascularisation des tissus autour de l'articulation et donc la synthèse de cartilage.

Les sportifs ont-ils plus d'arthrose ?

Chez les personnes jeunes, les sports qui soumettent les articulations à de fortes pressions et torsions comme le ski par exemple peuvent favoriser l'arthrose du genou ou de la hanche. Ce sont surtout les traumatismes articulaires liés au sport qui prédisposent à la maladie. Les autres sports, comme la course à pied ou le football, peuvent favoriser l'arthrose uniquement s'ils sont pratiqués de manière très intensive, en compétition pendant de nombreuses années.

Bougez… mais ménagez vos articulations

Choisissez un sport qui ne sollicite pas excessivement les articulations. Finies les parties de tennis, ou les balades à vélo ! Vous vous tournerez plutôt vers la natation et la gymnastique en piscine qui permettent de faire travailler les articulations en douceur. L'eau diminue le poids que supporte les articulations et par sa résistance fait travailler les muscles plus ou moins fort selon la vitesse d'exécution des mouvements. Ces activités sont particulièrement recommandées aux personnes qui souffrent de surcharge pondérale. La gymnastique « à sec » convient également.

Les personnes âgées aussi !

Afin d'évaluer précisément les bénéfices de l'activité sportive sur l'arthrose, des chercheurs américains ont suivi 439 personnes âgées de 60 ans ou plus pendant 18 mois. Toutes souffraient d'arthrose du genou à un stade qui entravait leur liberté de mouvement. Les participants faisaient soit des exercices de résistance (type lever de poids) soit du sport (type marche, natation, gym). À la fin de l'étude, tous les participants disent souffrir moins, avoir moins de difficulté à soulever et porter des charges. Ils marchent plus rapidement et mettent également moins de temps à monter et descendre les escaliers ou à sortir de leur voiture. Selon cette équipe américaine, l'activité physique régulière doit être prescrite, au même titre que les médicaments, comme un traitement à part entière de l'arthrose.

Du sport pour faire de vieux os

De nombreuses études ont montré que les personnes âgées qui pratiquent une activité physique plusieurs fois par semaine ont une meilleure densité minérale osseuse que celles qui restent inactives. Des exercices de musculation 3 fois par semaine pendant 6 mois ont permis à des hommes et femmes âgées de 60 à 83 ans de renforcer la densité osseuse au niveau de la hanche.

Préserver son dos et ses articulations

Quand on a de l'arthrose et même bien avant qu'elle ne se déclare, il faut veiller à protéger ses articulations en adoptant des mouvements appropriés.

C'est au quotidien, tout au long de la vie, que les articulations se fatiguent inutilement. Se tenir debout, se baisser, être assis ou porter des paquets… vous le faites tous les jours, mais le faites-vous correctement ? Voici quelques conseils pour préserver vos articulations. De bonnes habitudes à prendre… et à garder surtout !

De manière générale, tout le monde doit éviter :

- les positions fatigantes prolongées. Si vous devez rester assis ou debout plusieurs heures d'affilée, faites des pauses pour marcher, vous étirer et détendre vos muscles toutes les 2 heures maximum ;
- les mouvements brusques et les torsions qui désaxent les os attenant à l'articulation. La torsion de la colonne vertébrale par exemple use les articulations des vertèbres inutilement. Pivotez et retournez-vous complètement pour regarder ce qui se passe derrière vous.

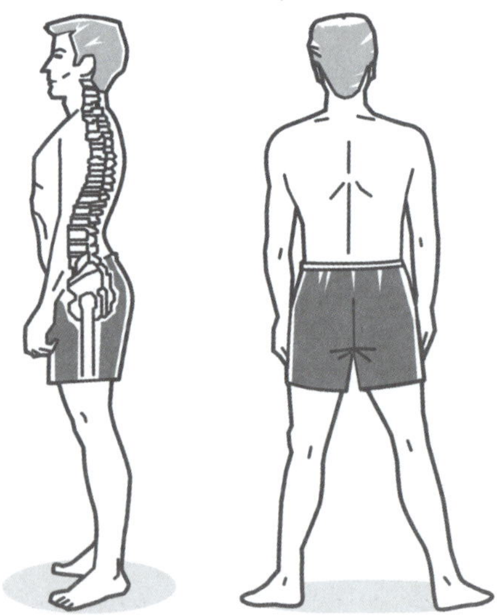

Position debout

La colonne vertébrale doit le plus possible garder sa courbure naturelle. Il faut donc se tenir droit, sans cambrer excessivement les reins ni voûter le haut du dos. Si vous devez rester debout longtemps, écartez un peu les jambes en ouvrant les pieds vers l'extérieur pour répartir le poids de chaque côté.

Position assise

Calez-vous toujours au fond du fauteuil. Le dossier maintient votre dos et vous évite de vous affaisser. Les bras sont appuyés sur les accoudoirs. La télévision doit être bien en face et à hauteur des yeux. Au travail, vos pieds doivent être surélevés et votre siège réglé à la bonne hauteur par rapport au bureau.

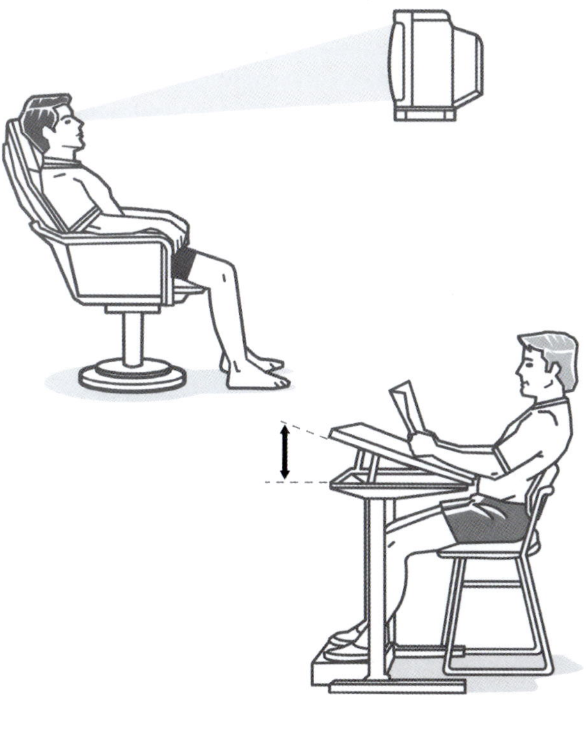

Le taï chi, source de bien-être

Une étude américaine a montré que la pratique quotidienne du taï chi soulage les douleurs de l'arthrose ! Cet art martial, tout en douceur, consiste à réaliser des mouvements qui améliorent la circulation sanguine et renforcent les tissus proches des articulations. C'est grâce à ces effets que la douleur est soulagée. Selon une étude américaine, des personnes âgées de 68 à 87 ans se plaignaient moins des douleurs de leur arthrose après 10 semaines d'entraînement. De plus, et on oublie souvent l'importance de l'esprit dans la gestion de la douleur, le taï chi permet une maîtrise de soi, de sa respiration et de son énergie intérieure. Il stimule aussi le moral. À pratiquer sans modération !

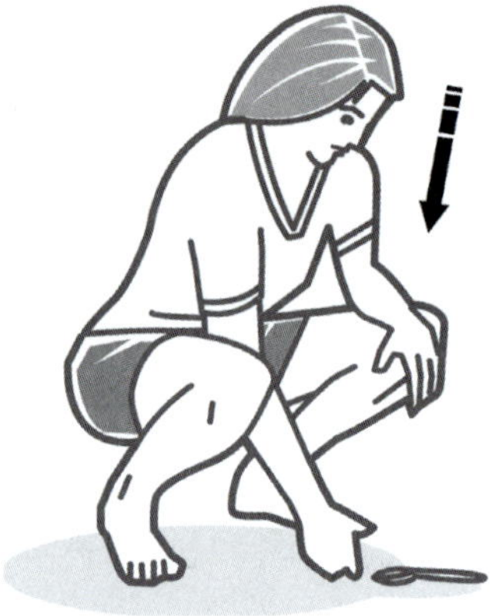

Pour se baisser

Toujours fléchir les genoux et ne pas casser la colonne. Pour ramasser un objet, on peut fléchir les deux genoux pour descendre à terre ou fléchir légèrement un genou et faire balancier avec l'autre jambe en prenant appui avec une main, sur une table par exemple. Pour s'occuper des enfants, poser un genou au sol, pour garder le dos droit au lieu de se pencher en avant.

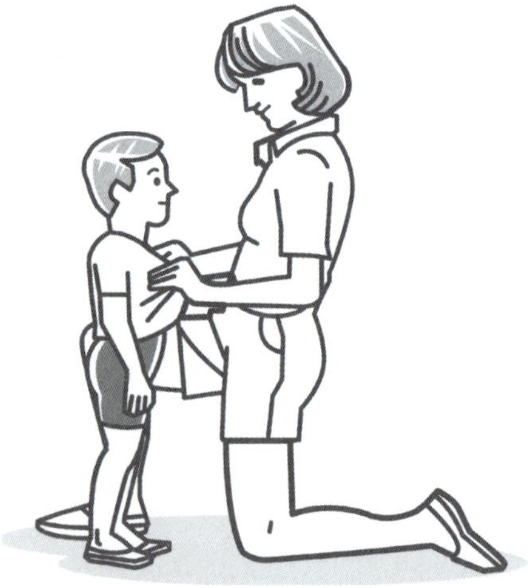

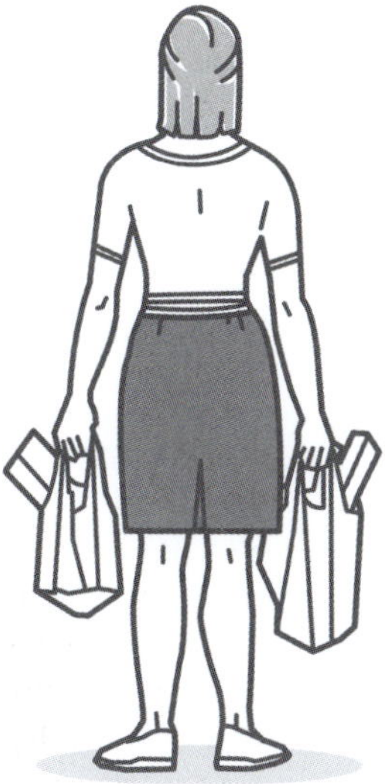

Pour soulever et porter des paquets

Au quotidien, répartir les sacs de chaque côté du corps.
Charges lourdes : saisir l'objet derrière soi entre ses jambes puis se redresser en gardant le dos droit pour faire balancier et appuyer l'objet lourd contre sa cuisse. Toujours porter les charges très près du corps.

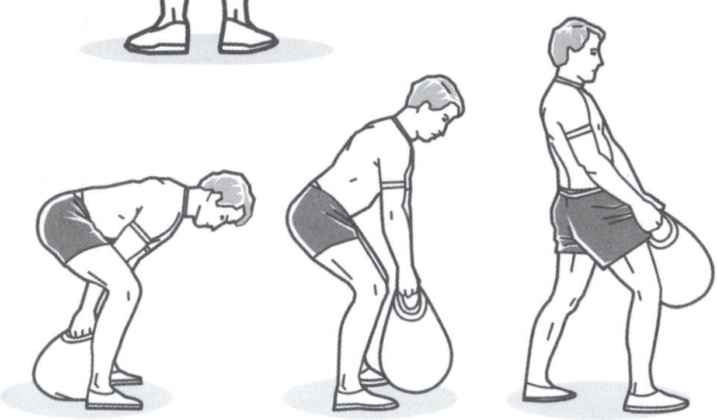

Un bon lit douillet ?

Veillez à dormir dans un lit qui ne soit pas trop mou, qui ne s'affaisse pas sous le poids de votre corps. Changez votre literie tous les 10 ans. Les matelas en laine sont à éviter. À éviter aussi, les gros oreillers et les traversins épais : dormir la tête trop en avant est l'une des causes principales de douleurs et raideurs cervicales. En revanche, pour lire allongé l'oreiller doit descendre jusqu'aux épaules et bien maintenir la nuque et le haut du dos. Évitez de vous coucher et de vous lever trop brusquement. Prenez appui sur vos jambes et vos bras, de manière à ne pas solliciter uniquement votre colonne vertébrale.

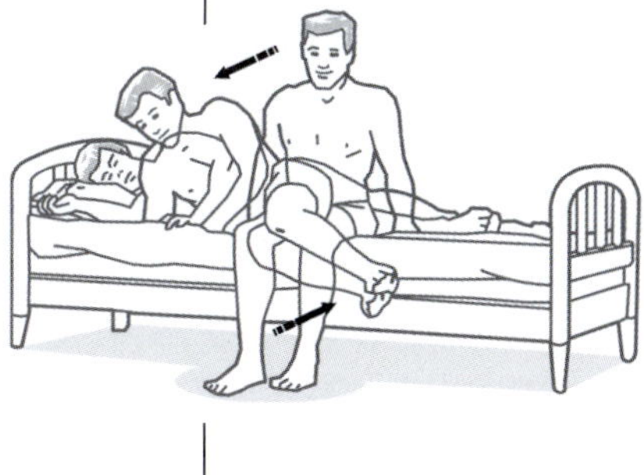

CONCLUSION

L'arthrose est désormais un phénomène bien connu. On a pu constater tout au long de ce livre que les causes de cette maladie sont multiples, allant du vieillissement « normal » aux infections en passant par les traumatismes. Les signes liés à l'usure du cartilage, sont variables et parfois très invalidants. Bien heureusement, la médecine progresse. Nous apprenons petit à petit à soulager tous ceux qui souffrent.

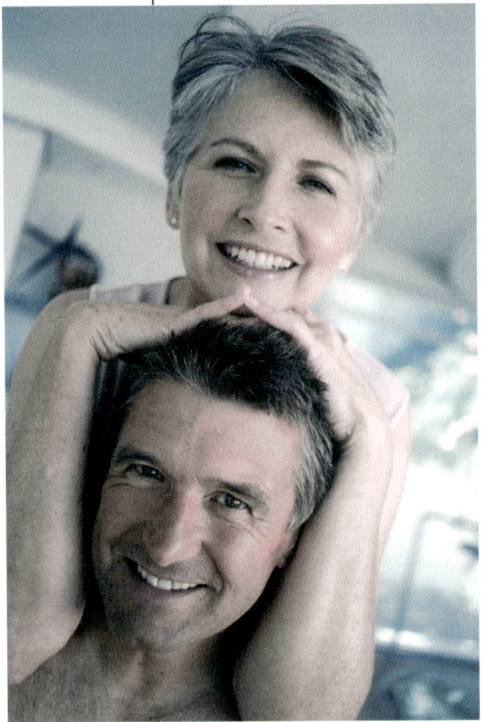

Le panel des thérapeutiques est vaste. Grâce à cela, chacun peut trouver chaussure à son pied. La médecine classique utilise les antalgiques et les anti-inflammatoires. Ils sont le plus souvent efficaces, tout au moins au début de la maladie. Le recours à la chirurgie est parfois indispensable quand celle-ci évolue ou quand les médicaments ne font plus effet. Mais la mise en place de prothèses est désormais bien maîtrisée.

Les médecines naturelles ont également leur place dans la prise en charge de l'arthrose. On sait à l'heure actuelle que la phytothérapie a des vertus jusque-là ignorées. Ainsi de nombreuses plantes parviennent-elles à traiter la fièvre et à soulager la douleur. Cela peut être une bonne solution quand on connaît les effets indésirables que peuvent avoir les anti-inflammatoires. De plus, les recherches avancent. De nouvelles molécules sont découvertes. C'est le cas de médicaments d'action symptomatique lente comme la glucosamine, la chondroïtine et les extraits d'avocat/soja. Ces médicaments agissent sur le long terme, ralentissant la progression de la maladie.

Une autre manière toute simple d'améliorer les signes de l'arthrose se trouve dans l'alimentation. Certains aliments, en effet, contiennent des substances qui sont bénéfiques pour le cartilage. Il est donc bon de les consommer régulièrement. Un moyen facile de se faire du bien !

L'arthrose n'est pas une fatalité. Chaque jour, des études sur de nouveaux traitements progressent. Des greffes de cellules construisant le cartilage sont en train d'être testées ainsi que des synthèses de cartilage artificiel. Tout est mis en œuvre pour vous délivrer enfin de ces maux qui gâchent souvent le quotidien. Alors gardez espoir et trouvez le traitement qui vous convient. Et qui vous changera la vie !

ARTHROSE :
IDÉES REÇUES...

La maladie, source d'inconnu et d'incertitudes, véhicule beaucoup d'idées préconçues. Notre culture, une expérience personnelle ou celle d'un proche... beaucoup d'éléments interfèrent dans notre perception de la maladie et la vision que nous en avons. Alors voici quelques éléments pour vous aider à démêler le faux du vrai.

Les anti-inflammatoires font plus de mal que de bien

Faux ! Certes, ils sont la cause de troubles non négligeables. Des brûlures gastriques, des douleurs abdominales peuvent altérer modérément la qualité de vie. Il convient de relativiser toutefois. Les complications graves sont rares. Si l'on pèse bien le pour et le contre, on s'aperçoit en fait que les bénéfices thérapeutiques l'emportent sur les effets secondaires.

Les plantes peuvent tout guérir

Faux. On ne peut pas demander aux plantes l'impossible ! Elles ne peuvent pas guérir certaines maladies graves comme le sida, les cancers et bien d'autres encore. Toutefois, elles permettent de soigner bon nombre d'affections courantes et sont d'une aide précieuse en traitement d'appoint de certains troubles engendrés par la maladie ou les traitements.

Les plantes sont moins efficaces que les médicaments chimiques

Vrai et faux... En fait, ils n'agissent pas de la même façon. Une plante contient généralement de très nombreux principes actifs qui permettent de traiter le patient globalement. Le médicament chimique concentre un seul principe actif dans le but d'une action rapide, nette, ciblée. Toutefois, il faut savoir que bon nombre de nos médicaments modernes proviennent des plantes et renferment très souvent soit des extraits de plante soit des molécules végétales modifiées. C'est en effet au sein des végétaux que les chercheurs trouvent des substances actives. Par exemple, la digitaline, traitement de l'insuffisance cardiaque est issue de la digitale, une plante vivace qui fleurit l'été dans nos forêts.

L'arthrose n'est pas guérissable

Vrai. Si l'on s'en tient à des définitions précises. Le terme « guérir » indique que la maladie est éradiquée de l'organisme où elle sévissait. L'arthrose est un vieillissement de l'articulation que l'on ne peut pas éliminer complètement. Les traitements permettent simplement de ralentir son évolution et de soulager les symptômes.

Pour diminuer la douleur, il faut bien se servir de son lit

Vrai. Effectivement, le lit est très important dans la « gestion » au quotidien de l'arthrose. En évitant les matelas trop mous et en dormant avec un oreiller, votre sommeil sera amélioré. Mais il faut également faire attention à sortir correctement de son lit : poser d'abord les pieds par terre et une fois bien en appui, se lever le dos bien droit.

La douleur est une fatalité

Faux. Surtout pas ! Beaucoup de personnes s'imaginent qu'il est « normal » de souffrir au-delà d'un certain âge : bien évidemment non. La douleur traduit une anomalie de fonctionnement. Si l'on doit accepter le fait de vieillir et de ne plus être aussi en forme qu'avant, il ne faut pas oublier qu'il existe des moyens de soulager la douleur. Les connaissances progressent chaque jour et les traitements sont de plus en plus efficaces. Alors, accepter la douleur pour lutter contre elle, oui, mais se résigner à souffrir en se disant que c'est normal, non !

ARTHROSE : LES RÉPONSES À VOS QUESTIONS

On parle de plus en plus souvent de la « chondrocalcinose ». Qu'est-ce que c'est ?

C'est la deuxième « arthrite microcristalline » en France après la goutte. Elle est toutefois méconnue. De plus en plus fréquente au fur et à mesure que l'on vieillit, 6 % de la population entre 60 et 70 ans en souffre. Et jusqu'à 50 % au delà de 90 ans ! Elle est due à des dépôts de phosphate de calcium. Le plus souvent, on ne retrouve pas de cause et elle peut être associée à une goutte ou un mauvais fonctionnement de la thyroïde. Sous la forme la plus courante, elle se manifeste par des douleurs articulaires chroniques. Le traitement consiste à donner des anti-inflammatoires ou à injecter des corticoïdes dans l'articulation si les anti-inflammatoires sont contre-indiqués.

Peut-on avoir besoin d'une canne ?

La majorité des gens souffrant d'arthrose n'ont besoin d'aucune aide technique. Mais certaines personnes âgées peuvent en bénéficier. Cannes, outils pour attraper des objets sur des étagères, rehausse-sièges de toilettes, barres d'appui murales peuvent améliorer considérablement l'autonomie. Il ne faut pas hésiter à les solliciter dès qu'ils s'avèrent utiles pour améliorer la vie quotidienne. L'appartement ou la maison peuvent également être aménagés. Votre médecin est le mieux placé pour vous conseiller.

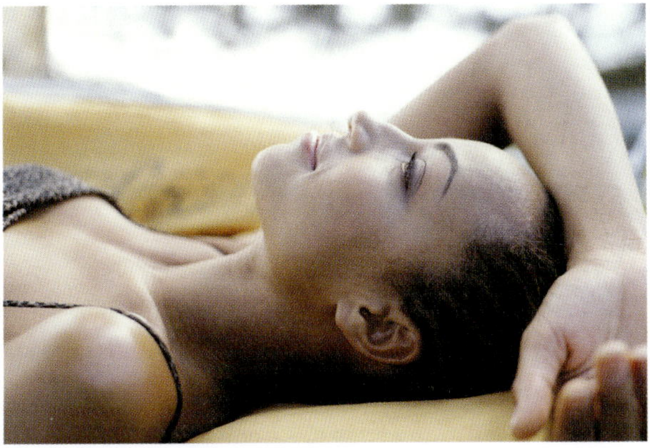

Qu'est-ce que le lavage articulaire ?

Le but d'un lavage articulaire est de débarrasser l'articulation des débris de cartilage et des résidus inflammatoires qui entretiennent l'inflammation. Pour cela le médecin introduit du sérum physiologique stérile dans la cavité articulaire puis l'évacue en l'aspirant. L'opération se déroule sous anesthésie locale. Pratiqué avant une infiltration, le lavage articulaire en augmente l'efficacité.

Le repos est-il forcément nécessaire?

Il est indispensable de se ménager quelques moments de repos quotidiens, quel que soit le stade d'arthrose. Se reposer n'est pas synonyme de ne rien faire ou s'allonger. Il peut s'agir aussi de porter une attelle, reposant l'articulation douloureuse, de changer de position ou d'activité, en diminuant la pression sur les articulations.

Se relaxer fait partie du traitement?

Oui, apprendre à se relaxer est fortement conseillé. Complément indispensable du repos et de l'exercice, la relaxation baisse le niveau de stress. Et surtout, elle augmente l'efficacité des moments de repos.

LEXIQUE

ACIDE URIQUE : acide produit par la dégradation des acides nucléiques (ADN et ARN) de l'organisme et par la digestion des aliments riches en acides nucléiques (foie, ris de veau, certains poissons et volailles).

ADN (ACIDE DÉSOXYRIBONUCLÉIQUE) : molécule qui contient les informations nécessaires au développement et au fonctionnement d'un être vivant. Elle est le support matériel de l'hérédité. C'est le principal constituant des chromosomes.

ANÉMIE : diminution de la quantité d'hémoglobine dans le sang.

ANTIOXYDANT : substance qui protège contre les radicaux libres fabriqués par l'organisme lors des réactions d'oxydation.

CAROTÉNOÏDES : pigments présents dans les végétaux de couleur jaune-orange ou rouge-violacée qui leur permettent de se protéger des brûlures du soleil. Les caroténoïdes ont des propriétés antioxydantes.

CHONDROCYTES : cellules constructrices qui assurent le renouvellement du cartilage.

CORTICOÏDES (CORTICOSTÉROÏDE) : hormones sécrétées naturellement par le corps. Le terme désigne aussi des médicaments à base d'hormones fabriqués chimiquement pour utiliser leurs effets anti-inflammatoires.

ESTROGÈNES : hormones sexuelles féminines.

IMMUNITÉ : ensemble des mécanismes de défense de l'organisme.

INFLAMMATION : réaction localisée dans un tissu, suite à une agression. Elle se manifeste par rougeur, chaleur, gonflement et douleur.

INSULINE : hormone secrétée par le pancréas qui permet l'absorption du sucre sanguin par les cellules.

LIQUIDE SYNOVIAL : liquide présent dans l'articulation qui sert à la lubrifier afin de faciliter le glissement des différentes parties de l'articulation en contact.

OSTÉOPOROSE : fragilisation des os liée à la diminution de la densité osseuse.

PHYTOTHÉRAPIE : médecine qui soigne ou prévient les maladies par l'usage des plantes.

PHLÉBITE : formation d'un caillot de sang à l'intérieur d'une veine qui gêne la circulation.

POLYPHÉNOLS : substances naturelles présentes dans de très nombreux végétaux (fruits, légumes, aromates, céréales, graines) qui ont une action antioxydante.

RADICAUX LIBRES : molécules instables issues d'une réaction impliquant l'oxygène dans l'organisme (production d'énergie par exemple) qui peuvent endommager les cellules en cherchant à se stabiliser.

RHUMATISME : terme qui regroupe toute maladie, aiguë ou chronique qui touche les articulations.

TEINTURE MÈRE : préparation médicamenteuse obtenue par dissolution des principes actifs d'une plante ou d'un minéral après macération dans de l'alcool.

TRIGLYCÉRIDES : molécules qui stockent et transportent les graisses dans l'organisme

ULCÈRE : perte de la muqueuse qui recouvre le corps (peau) ou les parties internes de l'organisme (intestin, estomac).

VITAMINE : molécule indispensable au fonctionnement de l'organisme que celui-ci ne peut pas synthétiser. Elle doit être apportée par l'alimentation.

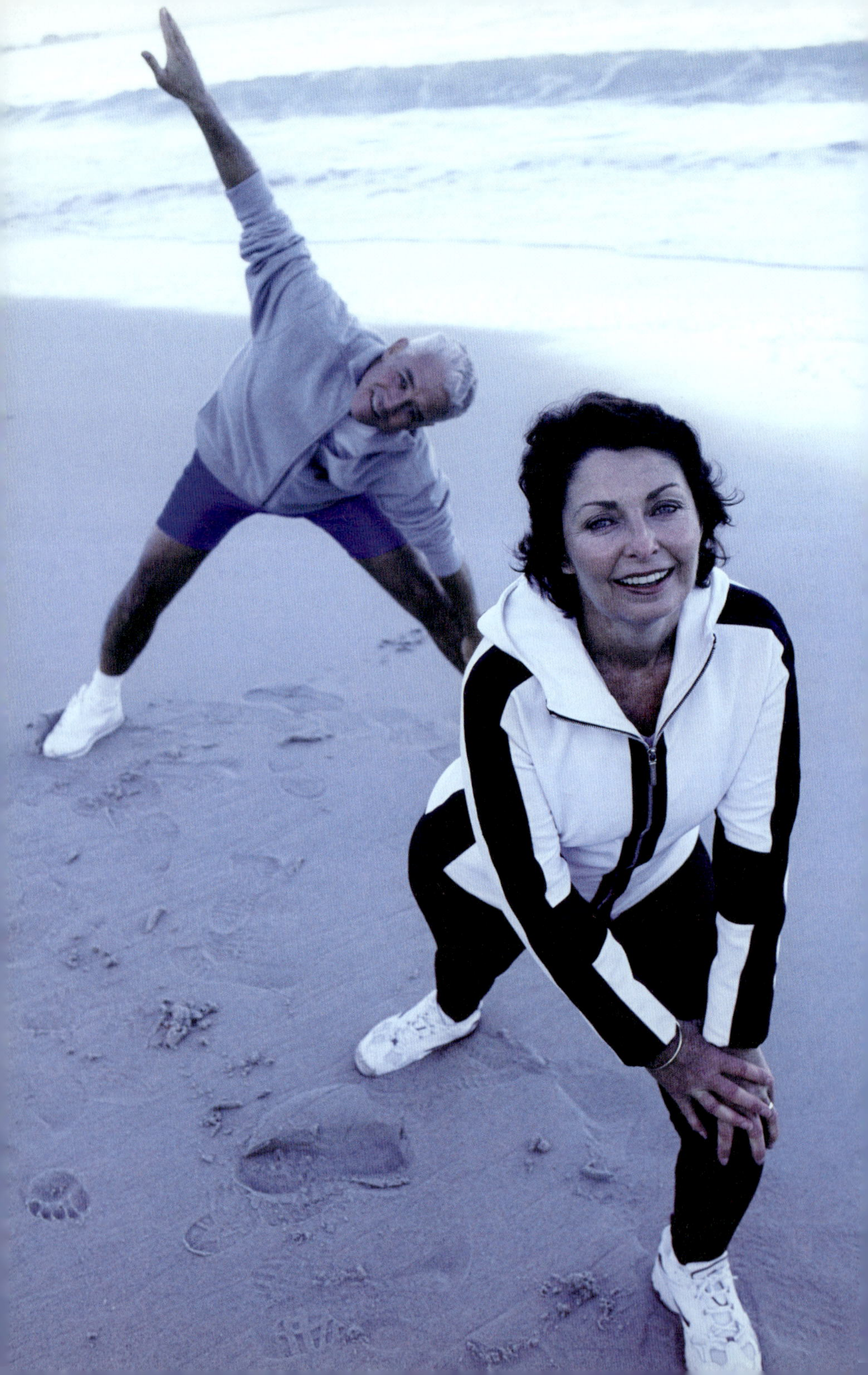

BIBLIOGRAPHIE

Ouvrages

Allemand H., Roussille B.: *Mal de dos: ouvrons le dialogue.* Comité Français d'Éducation de la Santé. Paris, 2002.

Borel M.: *Ces plantes qui nous veulent du bien.* Albin Michel, Paris, 1998.

Botticelli A.M.: *Les Plantes médicinales.* Gründ, Paris, 1999.

Dufour A., Festy D.: *Toujours jeune grâce aux compléments alimentaires.* Marabout, Paris, 2003.

Gerber N.: *Livre de poche de rhumatologie.* Flammarion, Paris, 1995.

Hazeltine M.: *Guide pratique de rhumatologie.* Gaëtan Morin, Paris, 1990.

Massol M.: *La Nutrimédecine.* PUF, Paris, 1998.

Pallardy P.: *Plus jamais mal au dos.* Laffont, Paris, 2000.

Perrot S.: *Med-Line de rhumatologie.* Estem, Paris, 1996.

Théodosaki J.: *L'Arthrose.* Édition de Falbis, Paris, 1998.

Études

Berenbaum F.: *Anti-inflammatoires.* La revue du Praticien 1er mars 2003, tome 53, n° 6: 703-707.

Blankenhorn G.: *Clinical effectiveness of Spondyvit (vitamin E) in activated arthroses.* A multicenter placebo-controlled double-blind study. Z Ort hop 1986, 124 (3): 340-343.

Burrows M.: *Physiological factors associated with low bone mineral density in female endurance runners.* Br J Sports Med 2003, 37 (1): 67-71.

Chantre P.: *Efficacy and tolerance of Harpagophytum procumbens versus diacerhein in treatment of osteoarthritis.* Phytomedicine 2000, 7(3) : 177-183.

Chevalier: *Arthrose.* La Revue du Praticien 15 mars 2003, tome 53, n° 6: 512- 515.

Criswell L.A.: *Cigarette smoking and the risk of rheumatoid arthritis among postmenopausal women: results from the Iowa Women's Health Study.* Am J Med 2002, 112(6) : 465-71.

Curtis C.: *The effect of Omega-3 polyunsaturated fatty acids on degenerative joint disease.* Agrofood industry hi tech 2003 : 22-25.

Ettinger W.H. Jr: *A randomized trial comparing aerobic exercise and resistance exercise with a health education program in older adults with knee osteoarthritis.* The Fitness Arthritis and Seniors Trial (FAST). JAMA 1997, 277(1) : 25-31.

Hurley M.V.: *Improvements in quadriceps sensorimotor function and disability of patients with knee osteoarthritis following a clinically practicable exercise regime.* Br J Rheumatol. 1998, 37(11) : 1181-1187.

Jensen N.H.: *Reduced pain from osteoarthritis in hip joint or knee joint during treatment with calcium ascorbate. A randomized, placebo-controlled cross-over trial in general practice Ugeskr Laeger.* 2003, 165(25) : 2563-2566.

Long L.: *Herbal medicines for the treatment of osteoarthritis: a systematic review.* Rheumatology 2001, 40: 779-793.

Machtey I.: *Tocopherol in Osteoarthritis: a controlled pilot study.* J Am Geriatr Soc 1978, 26(7) : 328-330.

McAlindon T.E.: *Do antioxidant micronutrients protect against the development and progression of knee osteoarthritis?* Arthritis Rheum 1996, 39(4) : 648-656.

Mc Alindon T.: *Glucosamine and chondroitin for treatment of osteoarthritis.* JAMA 2000, 283(11) : 1-12.

Reginster J.Y.: *The prevalence and burden of arthritis.* Rheumatology (Oxford) 2002, 41 Suppl 1 : 3-6.

Reginster J.-Y.: *Les Propriétés de la glucosamine.* J. Pharm Belg 2000, 55(5) : 118-121.

Scherak O.: *High dosage vitamin E therapy in patients with activated arthrosis.* Z Rheumatol 1990, 49 (6): 369-373.

Shepard G.: *Ex-professional association footballers have an increased prevalence of osteoarthritis of the hip compared with age matched controls despite not having sustained notable hip injuries.* Br J Sports Med 2003, 37(1) : 80-81.

Vincent K.R.: *Resistance exercise and bone turnover in elderly men and women.* Med Sci Sports Exerc 2002, 34(1) : 17-23.

From Inuit to implementation: omega-3 fatty acids come of age. Mayo Clin Proc. 2000, 75 (6): 607-614.

Henrotin, Y. : *Avocado/soybean unsaponifiables prevent the inhibitory effect of osteoarthritic subchondral osteoblasts on aggrecan and type II collagen synthesis by chondrocytes.* J Rheumatol, 2006. In Press

Internet Utile

- www.osteoart.com
- www.arthrolink.com
- www.espritphyto.com
  (boutique de phytothérapie en ligne)